JN351138

❖ 부모님을 위한 ❖

두뇌체조

화투 스티커 붙이기 & 색칠하기

치매 실전 편

한설희(건국대학교병원
신경과 교수) 지음

CYPRESS
싸이프레스

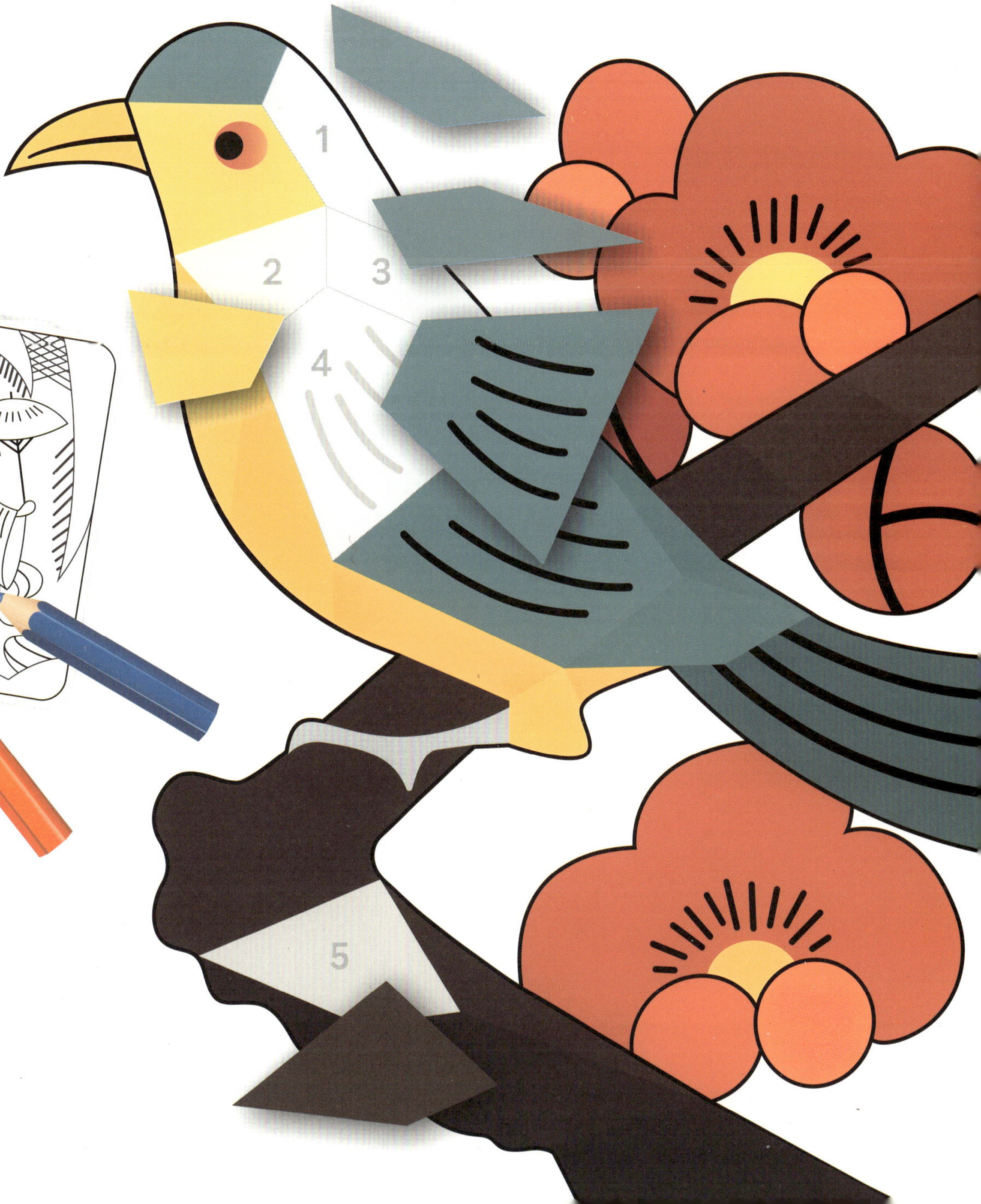

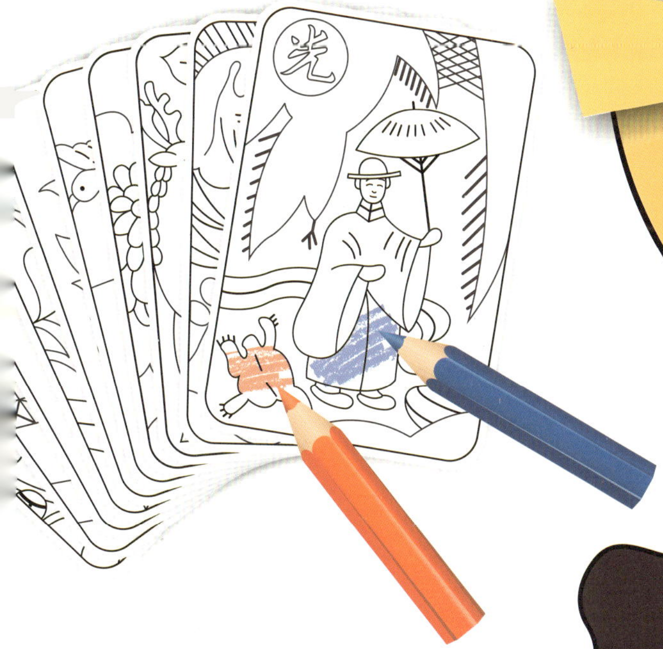

머리말

운동선수가 올림픽 국가대표로 선발되면 좋은 성적을 거두기 위해 일반인은 상상하기 힘든 고된 훈련을 반복해가며 자신의 능력을 키워 나갑니다. 특히 모든 힘의 근본이자 기초 체력인 근력을 키우기 위해 자신의 한계에 도전하는 훈련을 매일 합니다. 종목에 따라 다르겠지만 근력을 바탕으로 스피드, 민첩성, 균형감각, 정확성 그리고 지구력에 이르기까지 훈련을 거듭할수록 여러 기능이 향상되며, 또 그것을 유지하기 위해 많은 노력을 기울입니다. 이렇게 우리 몸이 가지고 있는 힘, 즉 체력은 본인이 흘린 땀에 비례하여 생깁니다.

그런데 대부분의 어르신들이 느끼는 것처럼 사람은 나이를 먹어감에 따라 운동을 게을리하면 근력이 하루가 다르게 약해집니다. 국가대표 선수들처럼 많은 시간을 들여 운동을 꾸준히 하더라도 노화에 의한 체력 감퇴를 온전히 막을 수는 없습니다. 다만 체력 감퇴의 속도를 늦춰 젊은이 못지 않은 체력을 조금 더 오래 유지할 수는 있습니다.

그렇다면 우리의 뇌가 가지고 있는 힘, 즉 뇌력은 어떨까요? 지각, 사고, 추리, 기억 등 인지 기능으로 대표되는 뇌력은 체력과는 달리 본인이 조금만 노력을 기울이면 노화가 진행되더라도 제 기능을 잘 유지할 수 있습니다. 또한 오랜 인생을 통해 삶의 지식과 경험까지 쌓이면서 젊을 때보다 더 풍부한 지혜를 갖게 됩니다. 이러한 지혜는 세월의 단련을 거친 결과물이므로 젊은이들의 노력만으로 쉽게 가질 수 없기에 더욱 값진 것입니다.

행복한 노년의 삶을 유지하기 위해서는 신체적, 정신적 건강이 조화롭게 균형을 이루고 또 반드시 확보되어야 합니다. 그러므로 누구나 나이가 들수록 체력 유지를 위해서 꾸준한 신체 운동이 필요한 것처럼 건강한 뇌력을 유지하기 위한 활기찬 두뇌 운동, 즉 두뇌 체조가 더욱 필요합니다.

이번에 출간된 〈부모님을 위한 두뇌 체조 - 화투 스티커 붙이기 & 색칠하기(치매 실전 편)〉은 지속적인 두뇌 활동을 도와주기 위해 개발된 두뇌 운동의 일종입니다. 두뇌 활성화에 가장 중요한 요소는 동기유발과 주의 집중력입니다. 어르신들에게 익숙한 화투 문양을 이용한 스티커 붙이기와 색칠하기는 거부감 없이 손쉽게 다가갈 수 있는 창작 활동입니다. 화투 문양을 통해 흥미를 유발하고 전체 그림을 구성하는 스티커의 모양과 색깔을 순서에 맞춰 붙이고 색칠하다 보면 자연스럽게 주의 집중력도 높아지도록 기획하였습니다.

우리의 뇌는 쉽게 해결할 수 있는 단순한 문제에 대해서는 적극적이고 능동적으로 활동하지 않습니다. 그러므로 쉽고 편안한 상황에서 뇌의 능력을 향상시키기 어렵습니다. 우리의 뇌는 오히려 조금은 복잡하고 난이도가 높은 문제에 마주칠 때 활성화되는 경향이 있습니다. 따라서 시간과 노력을 들여 극복할 수 있는 문제풀이야말로 뇌력을 향상시킬 수 있는 좋은 방법입니다. 이 책을 통해 활기찬 두뇌 체조를 즐기면서 치매 치료 효과의 기쁨을 경험해 보시길 기대합니다.

한설희

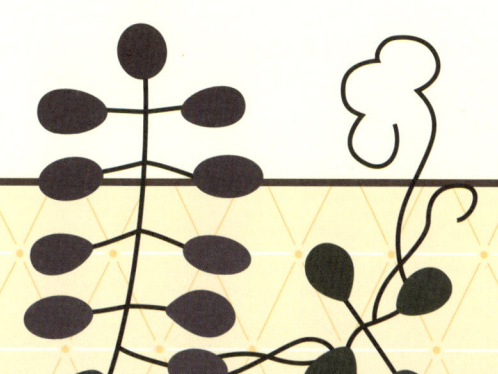

이 책의 효과

임상적으로 치매로 진단된 환자들의 뇌영상(뇌 MRI나 CT)을 살펴보면 대부분 치매 증상이 없는 정상인들에 비해 많은 손상 부위가 관찰됩니다. 특히 기억을 담당하는 기관인 해마와 판단, 추론, 의사결정 등 대뇌 고위 기능을 담당하는 전두엽이 쪼그라지는 현상이 두드러지게 나타납니다. 우리의 뇌는 신체의 다른 장기와는 달리 일단 손상되면 스스로 회복되는 능력이 거의 없는 조직입니다. 따라서 건강할 때 뇌가 손상되지 않도록 노력을 해야 합니다.

어떤 면에서는 치매 증상이 나타나거나 심해지는 환자들의 뇌를 치료한다는 것이 크게 의미가 없을 수도 있습니다. 하지만 인지 기능을 자극할 수 있는 활동들은 어떠한 단계의 치매에 대해서도 긍정적인 효과를 보일 수 있습니다. 따라서 인지 기능이 직접적으로 향상되지는 않더라도 가능한 한 기능들을 유지하기 위한 다양한 활동들이 지속적으로 필요합니다.

무엇보다도 인지 기능이 매우 심하게 손상된 환자에게도 인간으로서의 품위와 존엄성을 지켜주어야 합니다. 가족을 알아보지 못할 정도로 인지 기능이 심하게 손상된 환자도 본인의 감정 기억은 어느 정도 남아있어 좋고 싫음을 명확하게 표현합니다. 이상행동이 심하게 나타나는 환자들을 자세히 관찰해 보면 자신에 대한 부정적인 감정만 들게 하지 않으면 화를 내거나 폭력적인 행동을 거의 보이지 않습니다. 따라서 치매가 진행된 환자에게 효과적인 감정 관리는 환자를 돌보아야 하는 보호자들은 물론 환자 자신의 삶의 질을 유지하는 데 매우 중요한 일입니다.

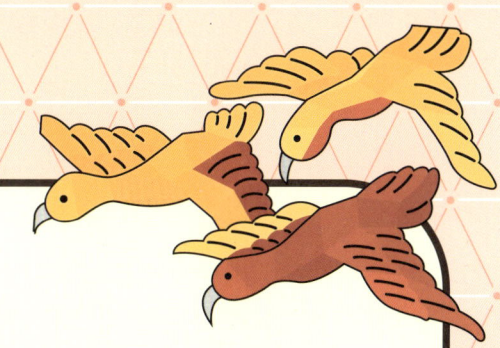

　치매 환자의 이상행동과 저하된 인지 기능을 관리하는 데 스티커 붙이기와 색칠하기가 도움이 될 수 있습니다. 환자의 인지 능력에 따라 아주 단순하고 쉬운 단계부터 시작하여 점차 난이도를 높여갈 수 있습니다. 작품 전체를 완성하는 데 목표를 두지 않고, 조각을 찾아 붙이려는 시도만으로도 긍정적인 두뇌 활성화를 기대할 수 있습니다.

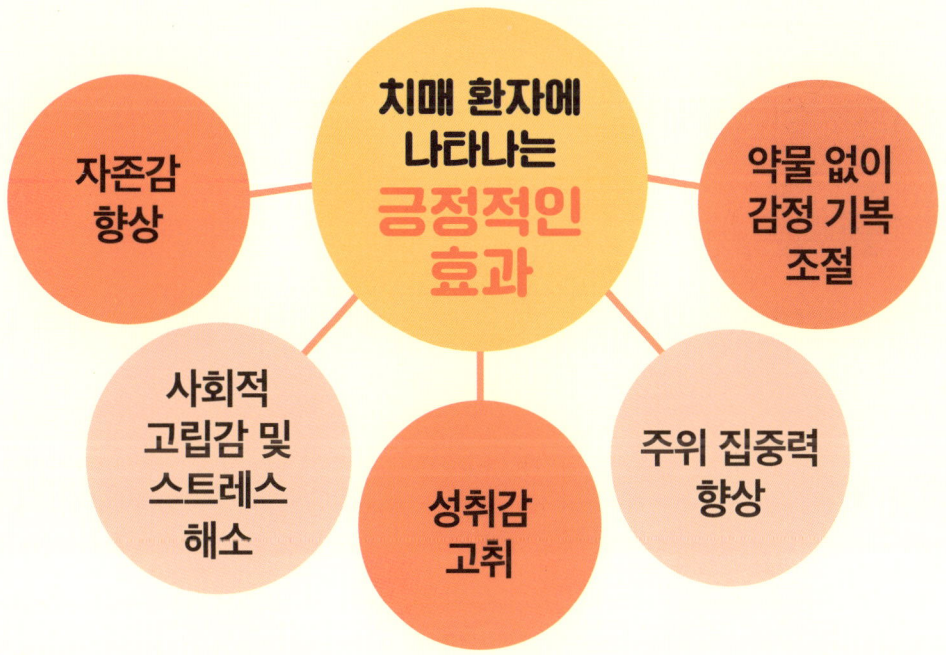

치매 환자에 나타나는 **긍정적인 효과**
- 자존감 향상
- 약물 없이 감정 기복 조절
- 사회적 고립감 및 스트레스 해소
- 성취감 고취
- 주위 집중력 향상

　환자의 인지 기능 저하가 심해지면 두뇌 활동을 계속하기 어려운 경우도 생깁니다. 그렇다고 할지라도 아직 남아 있는 인지 기능을 가능한 한 유지하고 급격히 악화되는 것을 예방할 수 있도록 최선을 다해야 합니다. 환자가 집중하는 모습을 보며 보호자들이 감동을 받는 '신기한 경험'이 보고되기도 합니다. 자신감이 결여되어 있고 우울감과 감정 조절의 어려움을 겪고 있는 환자들에게 효과적으로 다가갈 수 있는 방법을 알아내는 것은 온전히 우리의 몫입니다. 그리고 스티커 붙이기와 색칠하기가 그 출발점이 될 수 있습니다.

차례

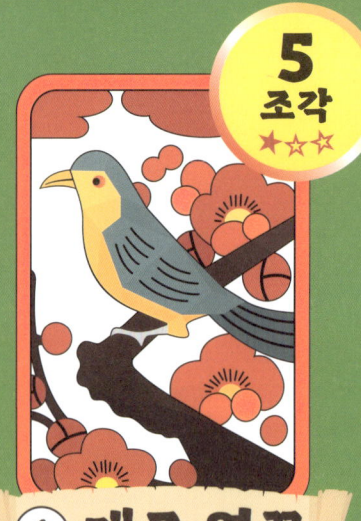
5 조각 ★☆☆
① 매조 열끗
- 그림 9쪽
- 스티커 30쪽
- 색칠하기 32쪽

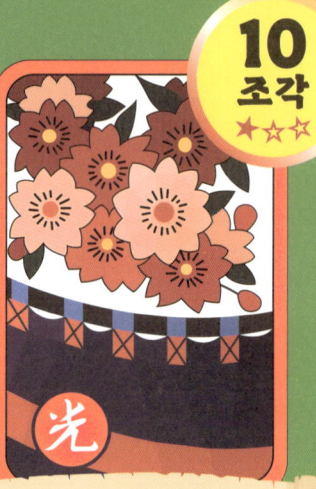
10 조각 ★☆☆
② 삼광
- 그림 11쪽
- 스티커 30쪽
- 색칠하기 33쪽

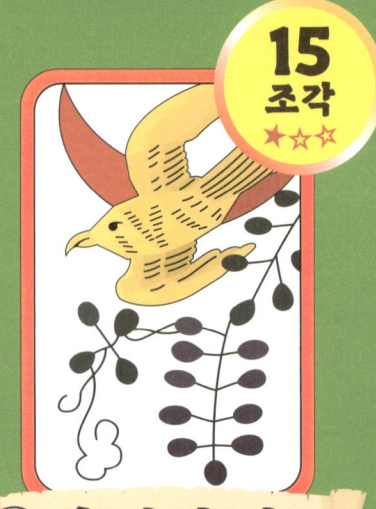
15 조각 ★☆☆
③ 흑싸리 열끗
- 그림 13쪽
- 스티커 31쪽
- 색칠하기 36쪽

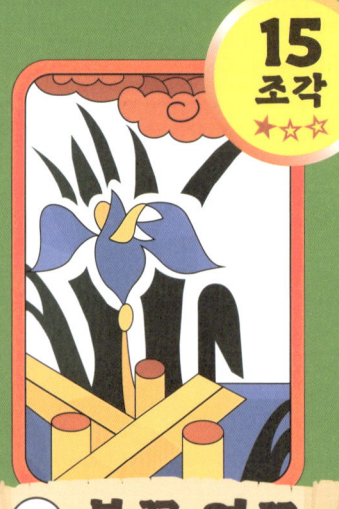
15 조각 ★☆☆
④ 붓꽃 열끗
- 그림 15쪽
- 스티커 31쪽
- 색칠하기 37쪽

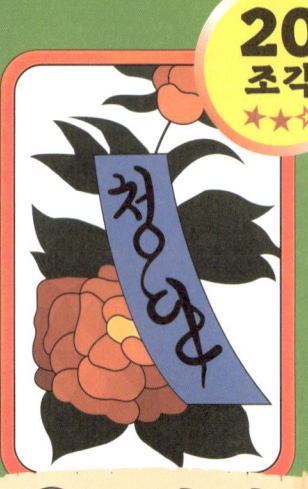
20 조각 ★★☆
⑤ 모란 띠
- 그림 17쪽
- 스티커 34쪽
- 색칠하기 40쪽

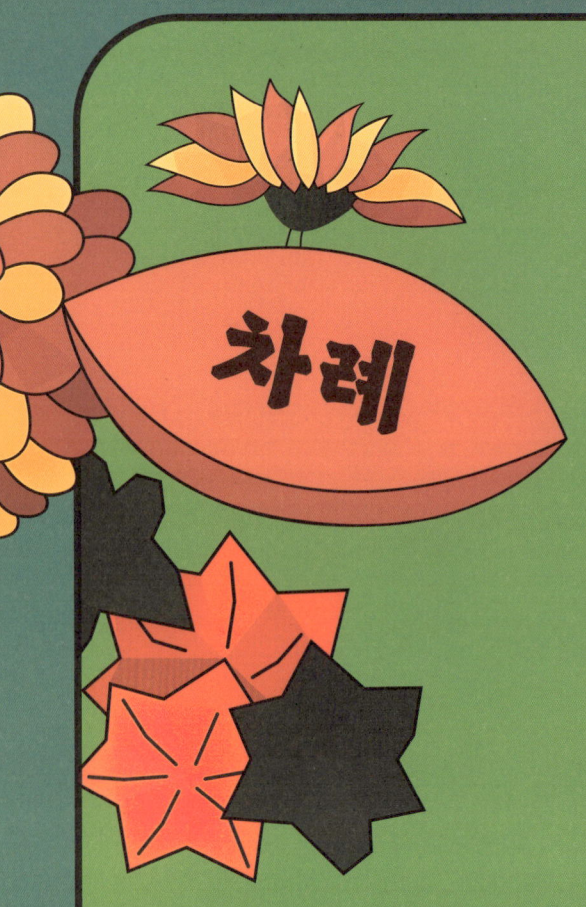

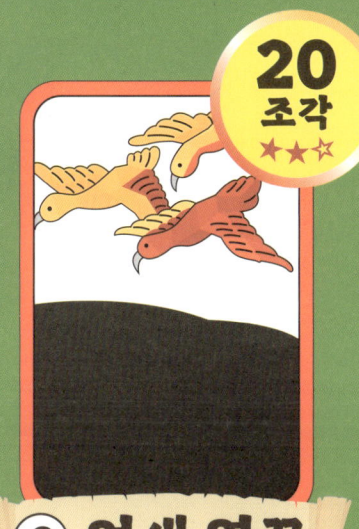

20 조각 ★★☆

⑥ 억새 열끗

- 그림 19쪽
- 스티커 34쪽
- 색칠하기 41쪽

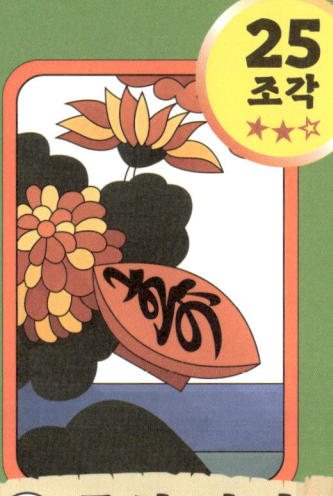

25 조각 ★★☆

⑦ 국화 쌍피

- 그림 21쪽
- 스티커 38쪽
- 색칠하기 44쪽

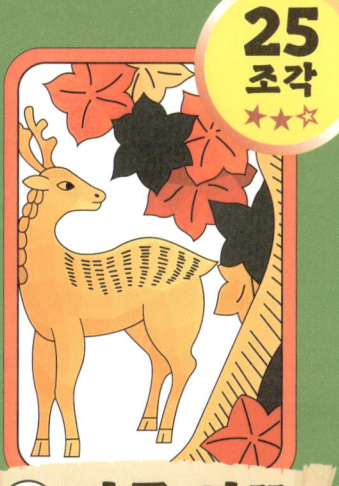

25 조각 ★★☆

⑧ 단풍 열끗

- 그림 23쪽
- 스티커 39쪽
- 색칠하기 45쪽

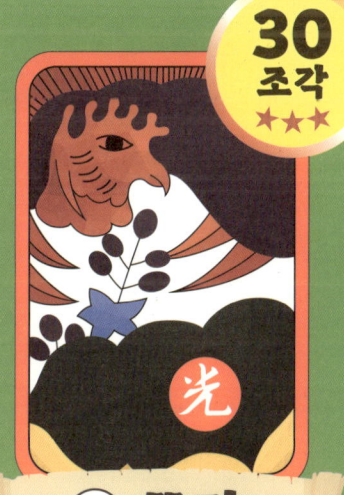

30 조각 ★★★

⑨ 똥광

- 그림 25쪽
- 스티커 42쪽
- 색칠하기 48쪽

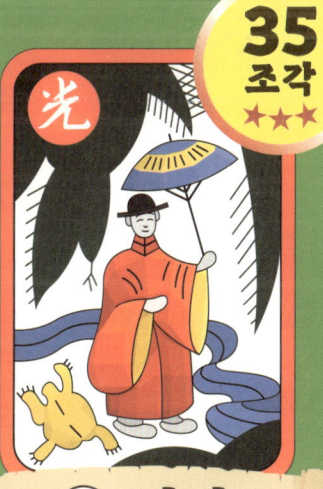

35 조각 ★★★

⑩ 비광

- 그림 27쪽
- 스티커 46쪽
- 색칠하기 48쪽

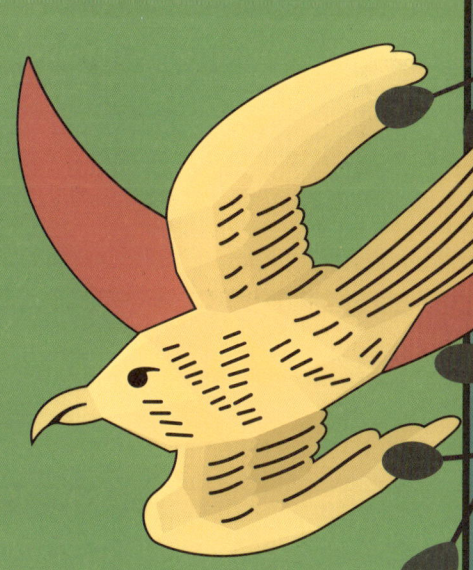
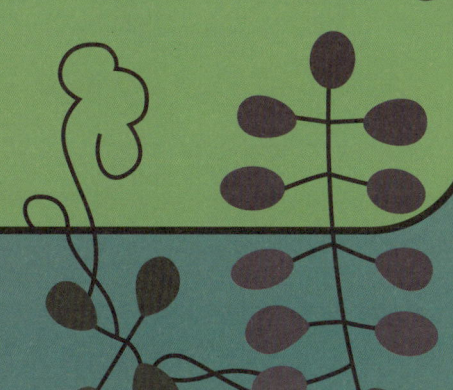

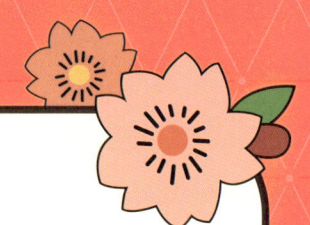

이 책의 사용법

이 책은 10가지 화투 작품에 스티커를 붙여 완성하고 색칠하는 두뇌 체조 책입니다. 책은 크게 앞부분의 그림 면과 뒷부분의 스티커 면으로 나뉩니다. 그림 면에는 실제 스티커를 붙일 수 있는 화투 그림 10개가 쉬운 것부터 난이도별로 나열되었고, 스티커 면에는 화투 그림에 붙이는 스티커가 있습니다. 앞에서 그림을 고른 다음 해당하는 스티커 면을 찾아서 붙이면 됩니다. 스티커 면 나열 순서는 화투 그림 나열 순서와 동일합니다. 또한 스티커 뒷면은 컬러링으로 구성하여 색칠도 할 수 있도록 구성하였습니다.

책의 사용법을 이해했다면 이제 스티커를 붙여볼까요?

그림에 스티커 붙이는 방법

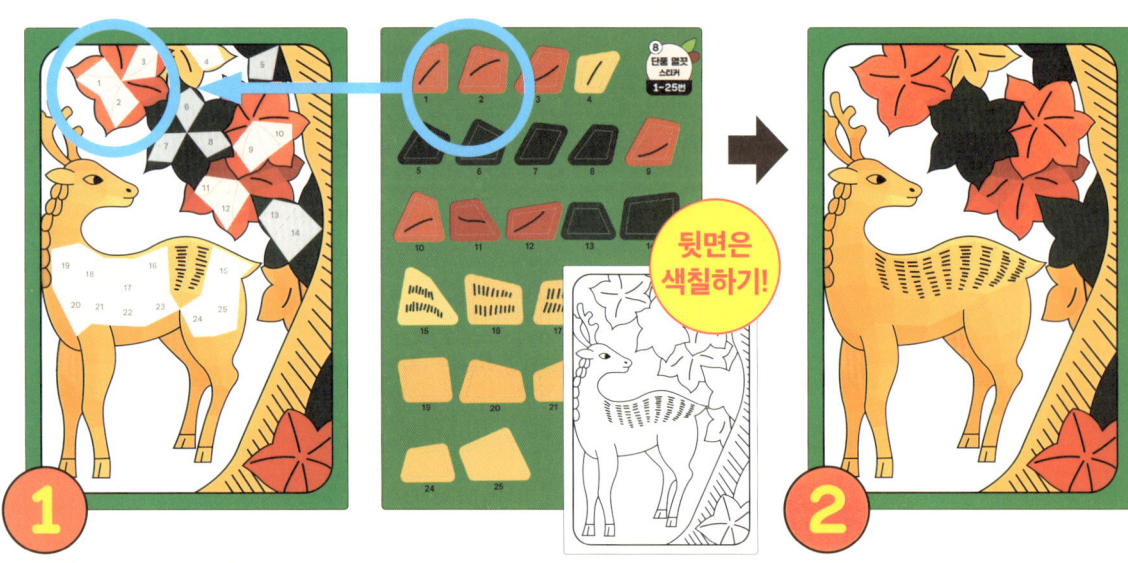

1 원하는 그림과 스티커를 고르고 그림의 빈 칸에 있는 번호와 같은 번호의 스티커를 떼어내어 붙입니다.

2 스티커를 모두 붙이면 그림이 완성됩니다.

💡 **참고하세요!**

그림 면과 스티커 면을 왔다 갔다 하는 것이 번거롭다면 그림 면이나 스티커 면을 책에서 뜯어낸 다음 붙이세요. 책의 모든 페이지에는 뜯어내기 쉽도록 절취선이 있어 이 선에 맞추어 천천히 뜯어내면 됩니다.

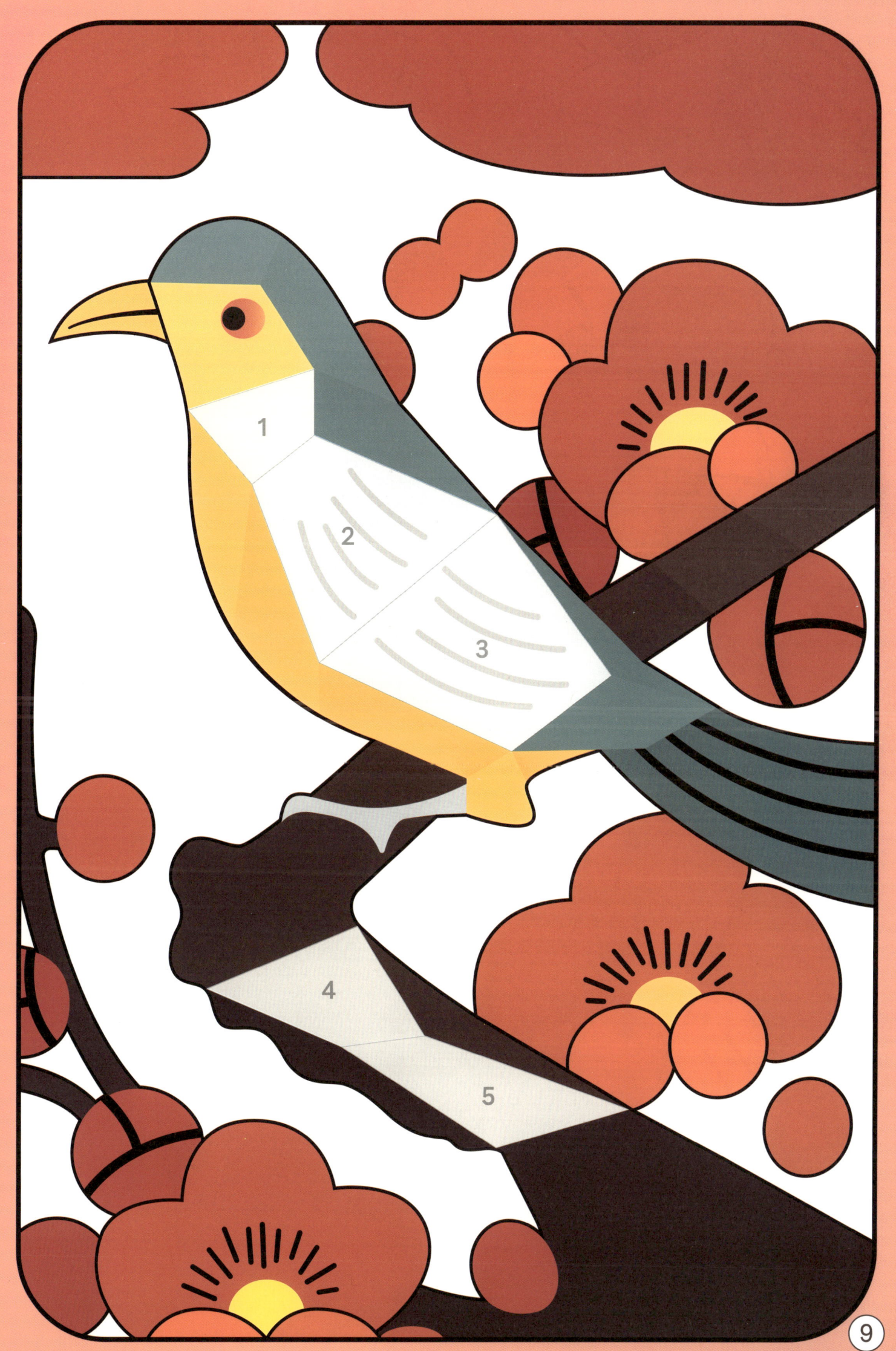

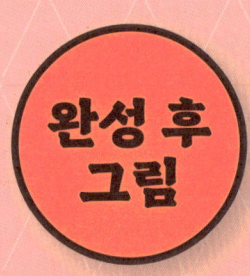

① 매조 열끗

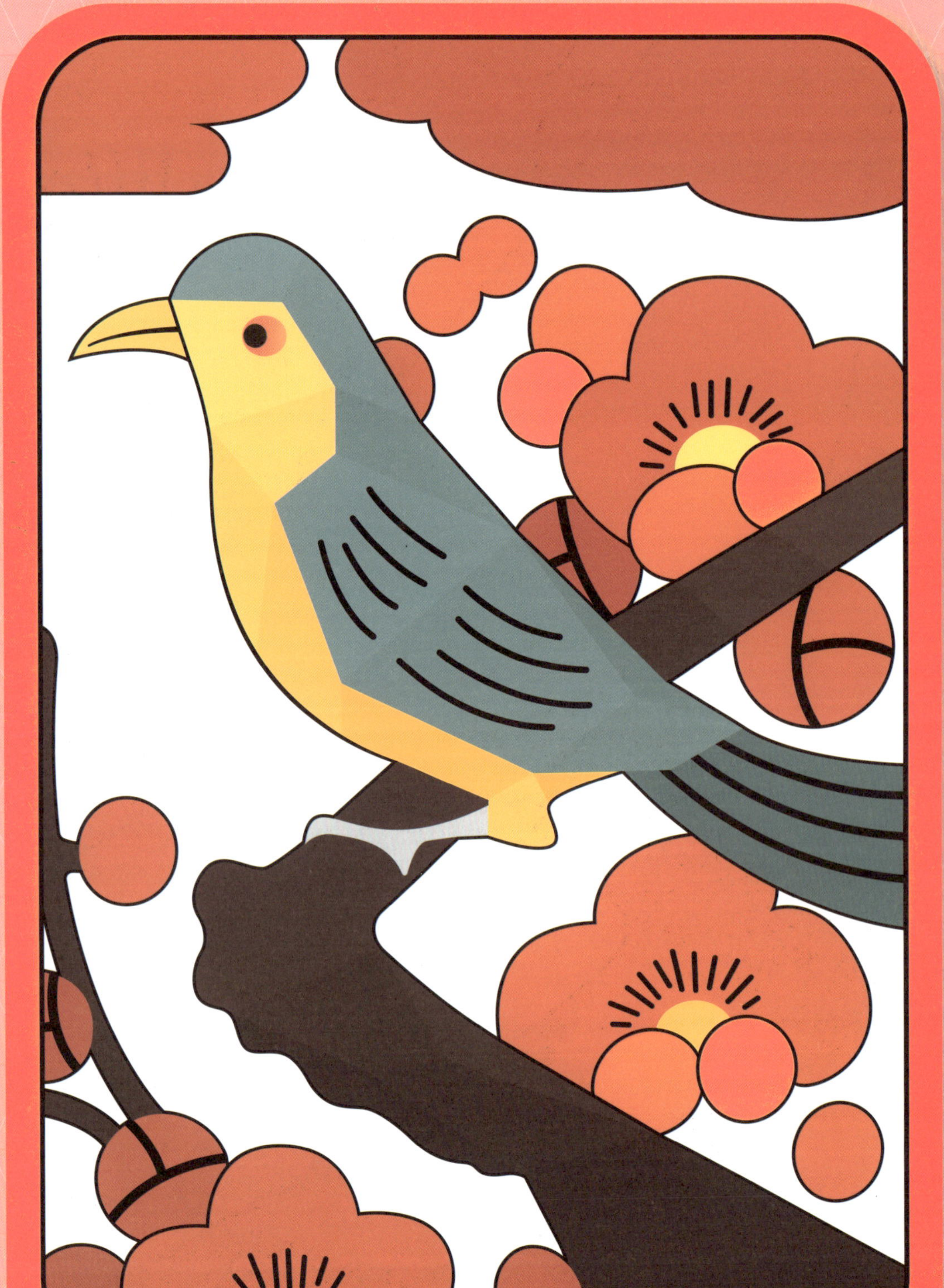

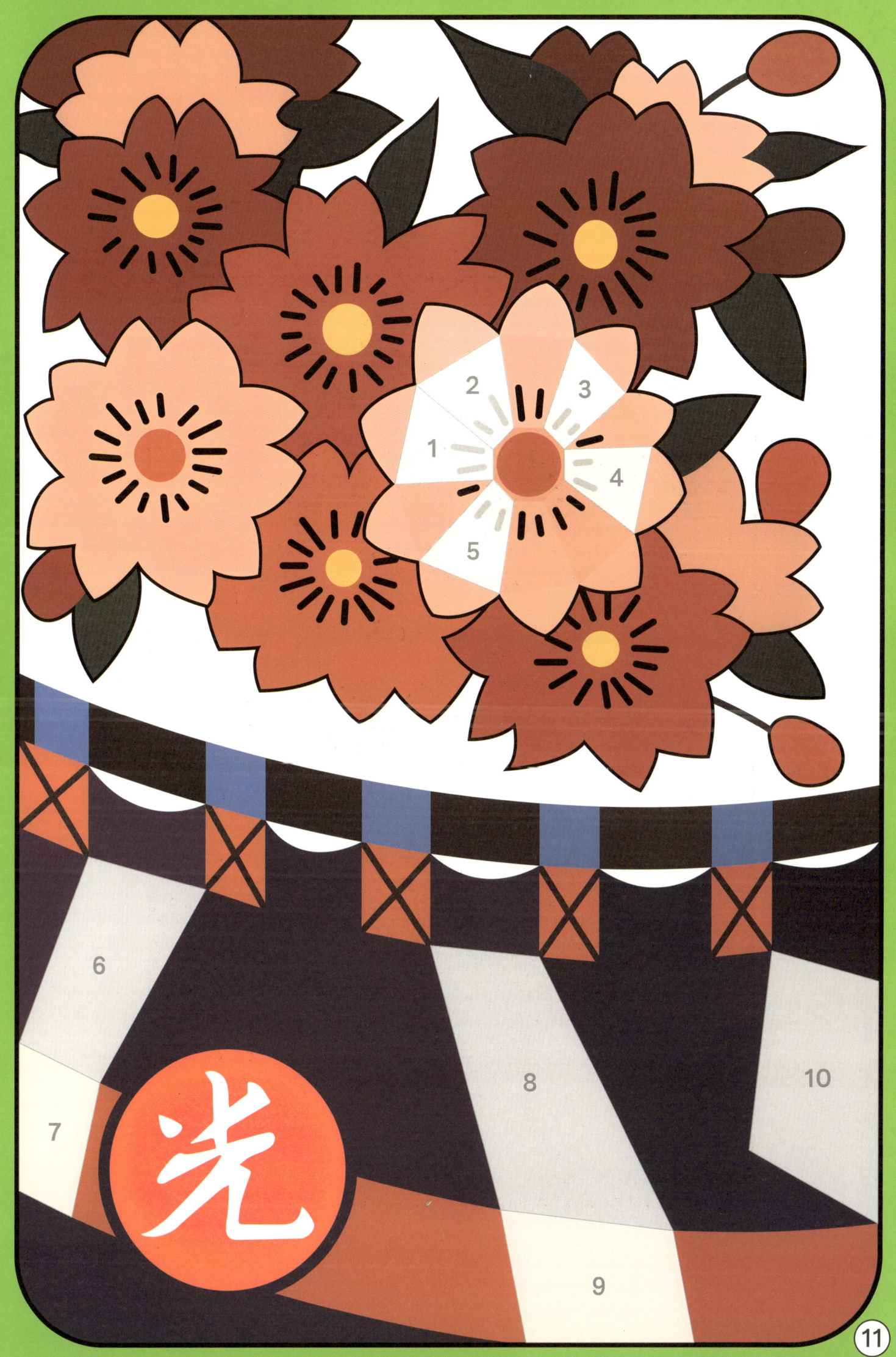

완성 후 그림

② 삼광

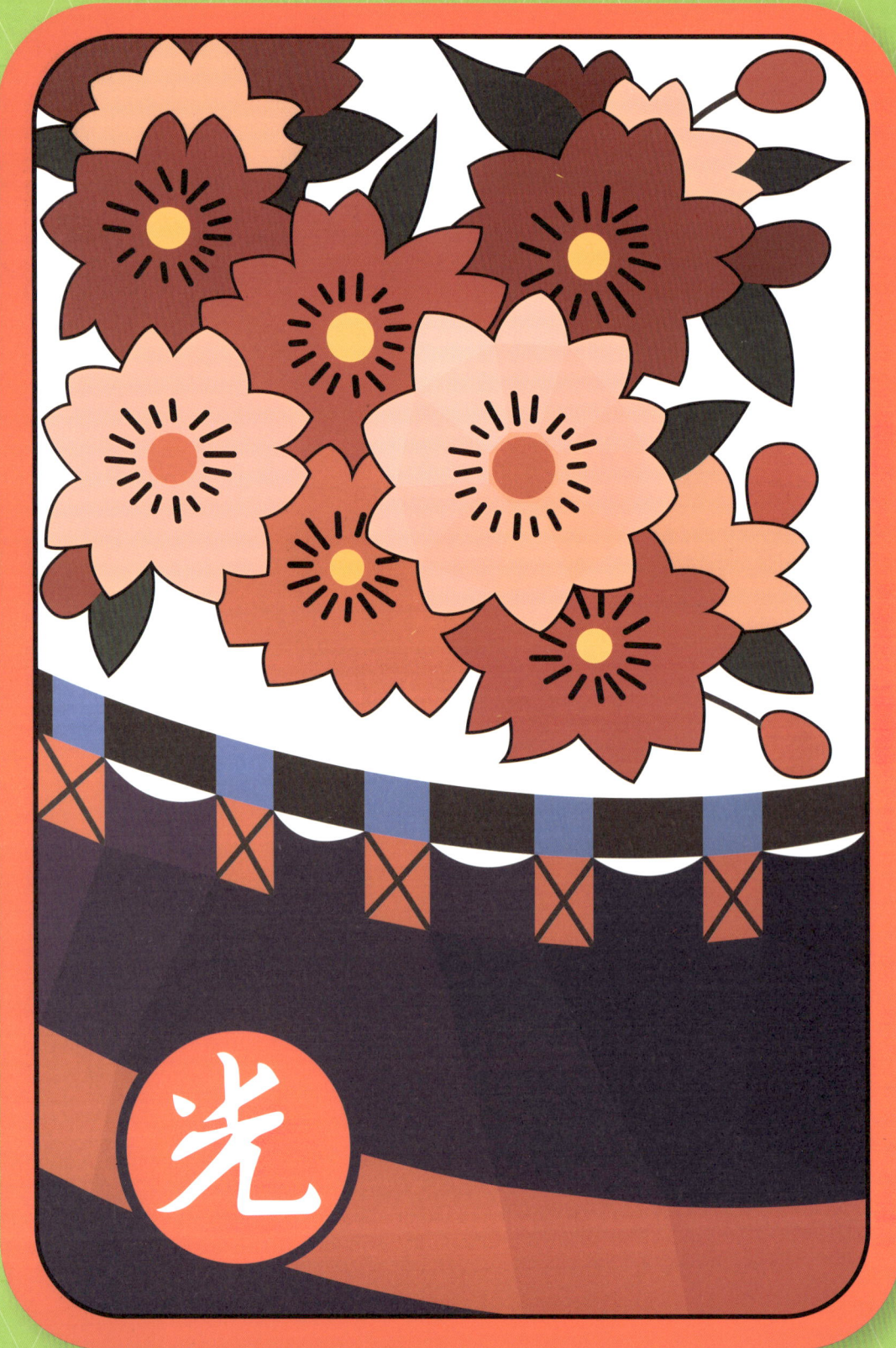

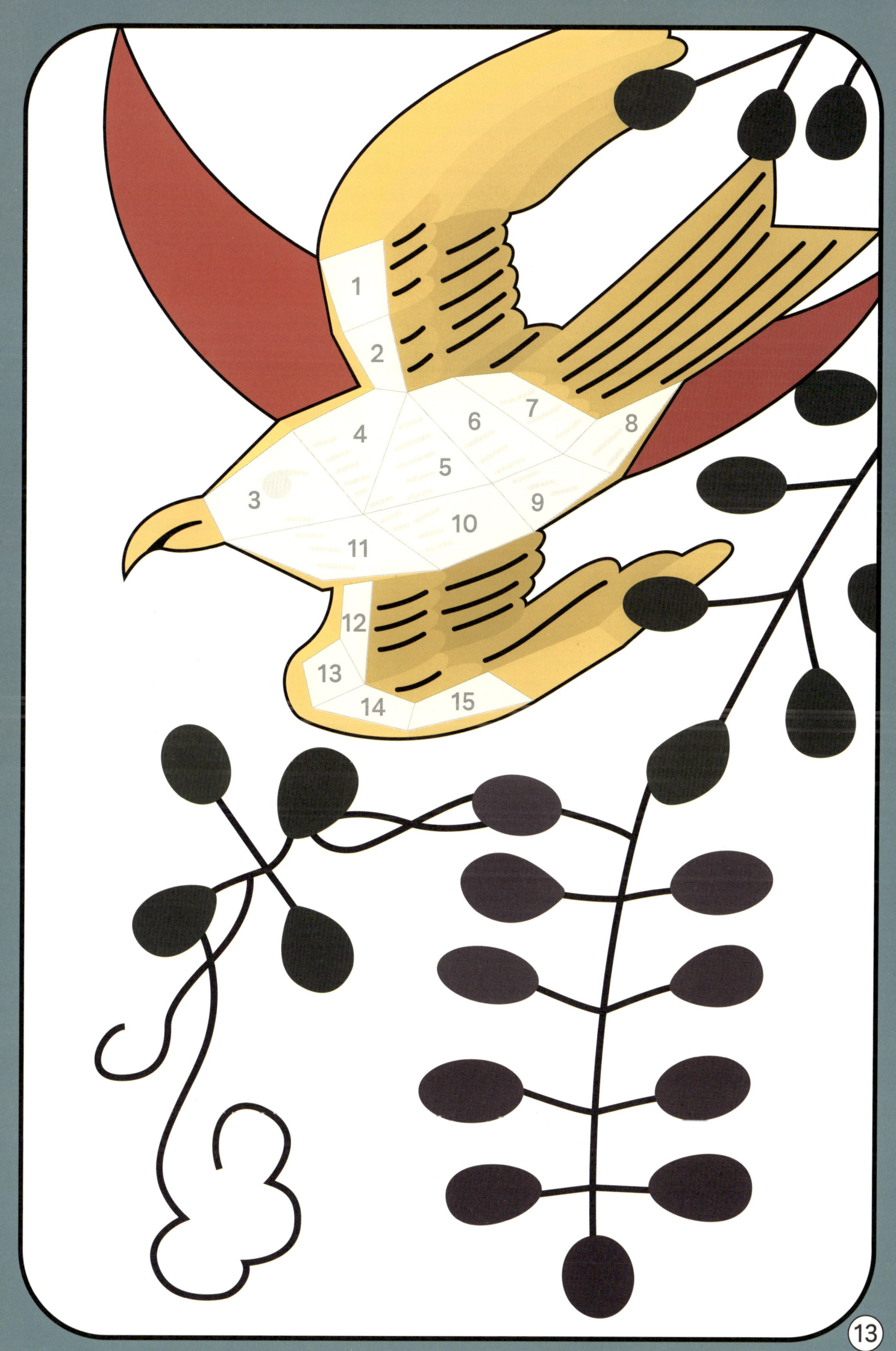

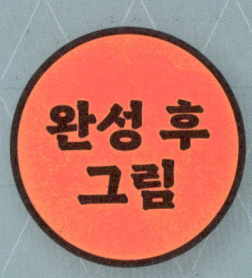

③ 흑싸리 열끗

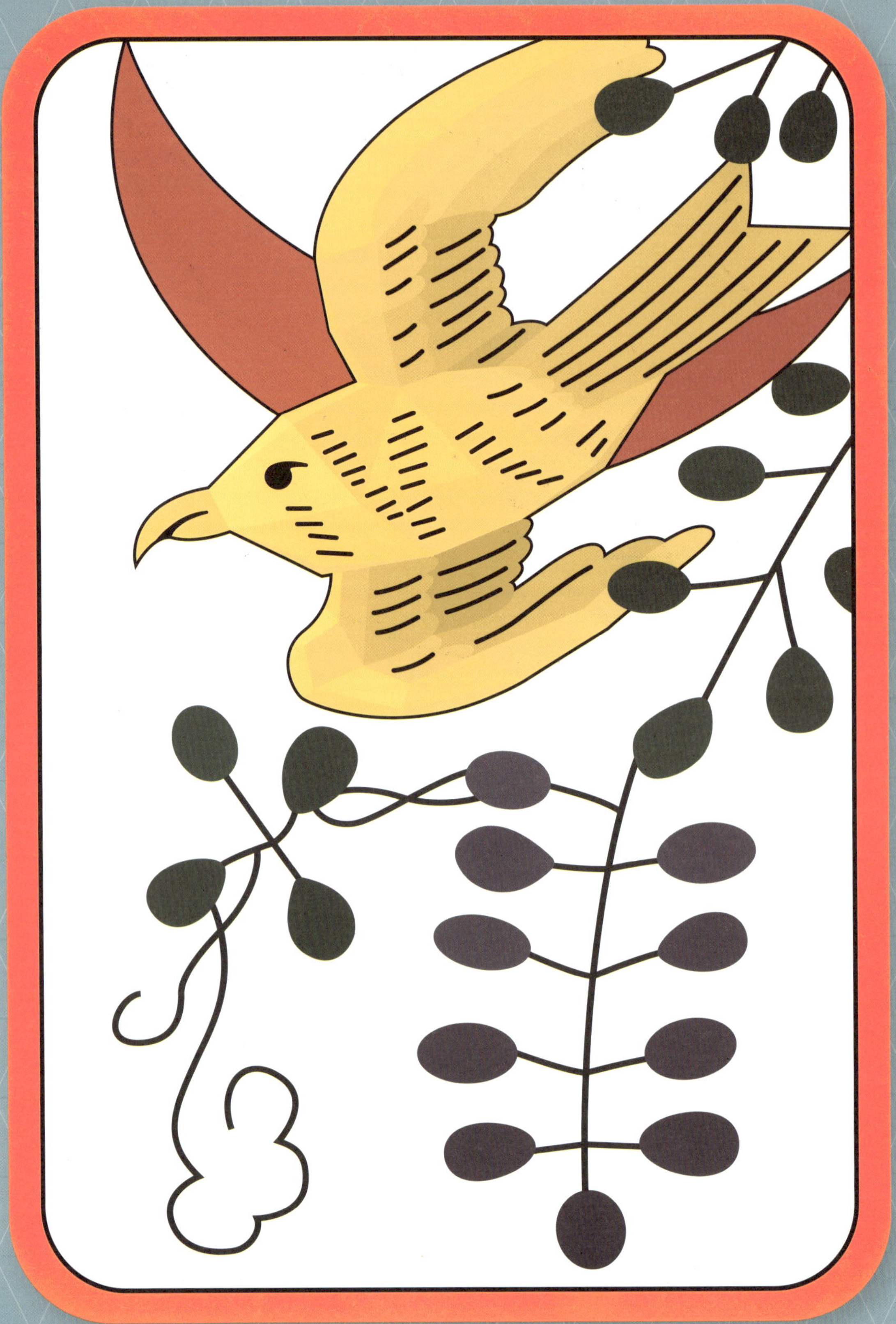

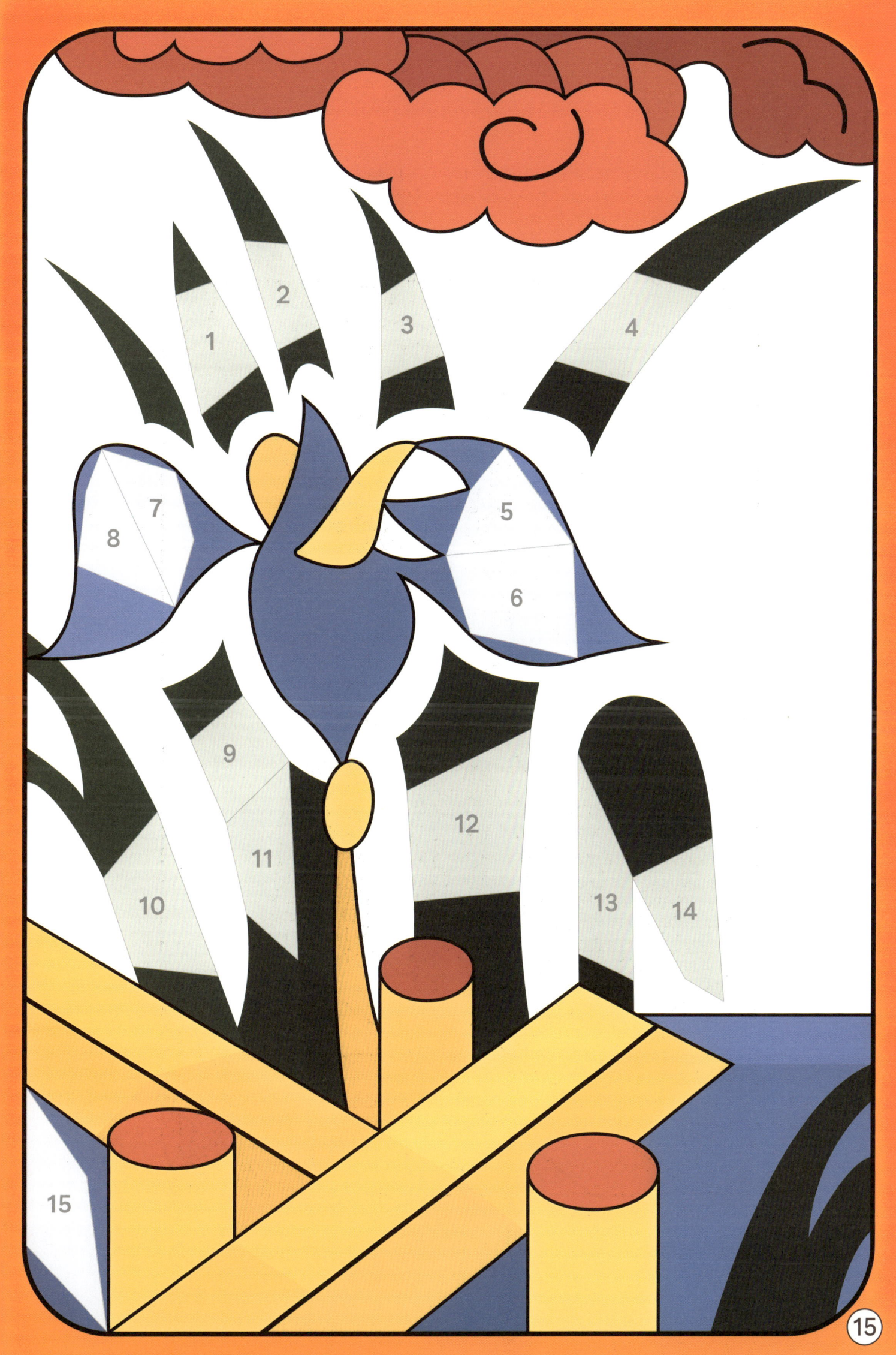

④ 붓꽃 열끗

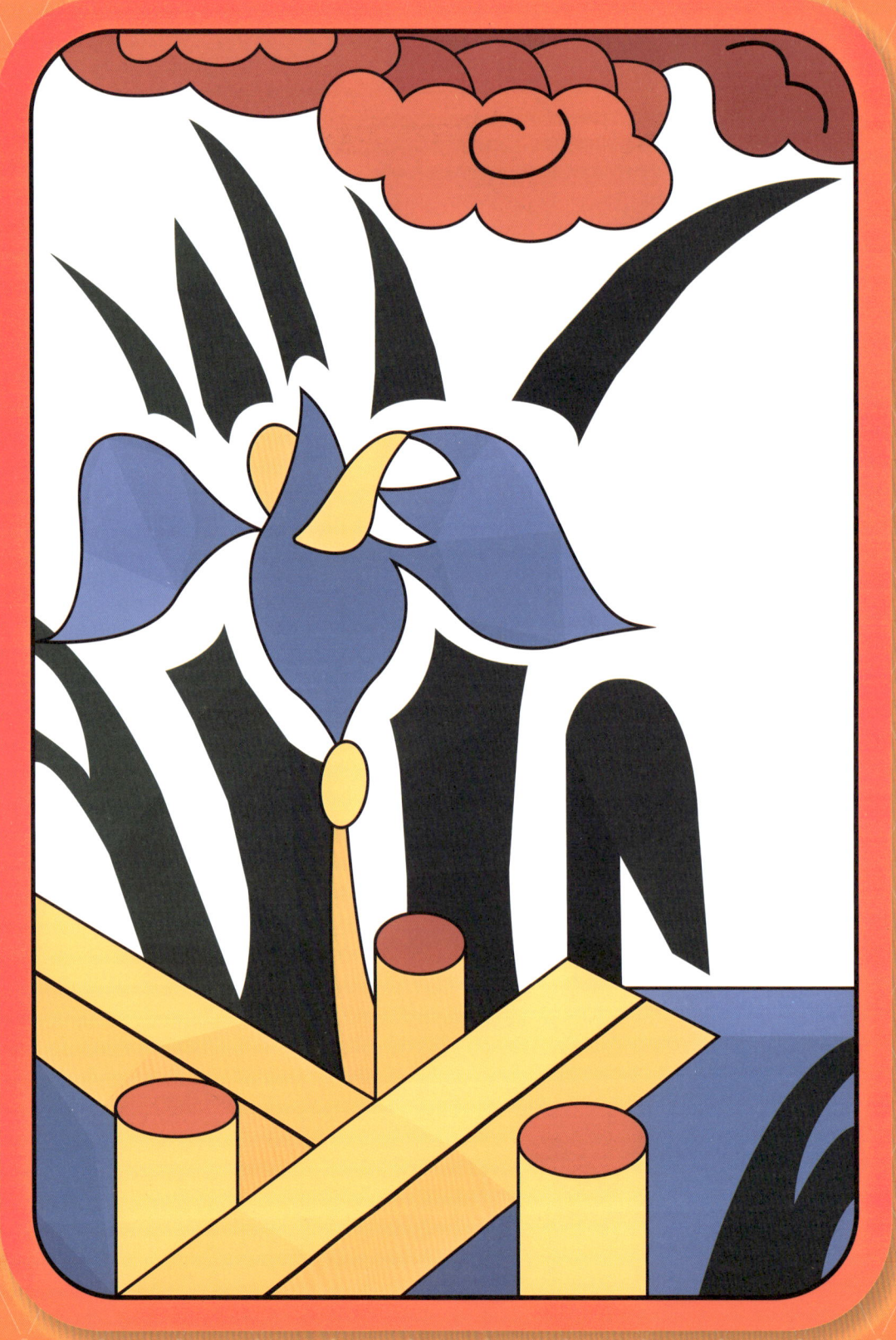

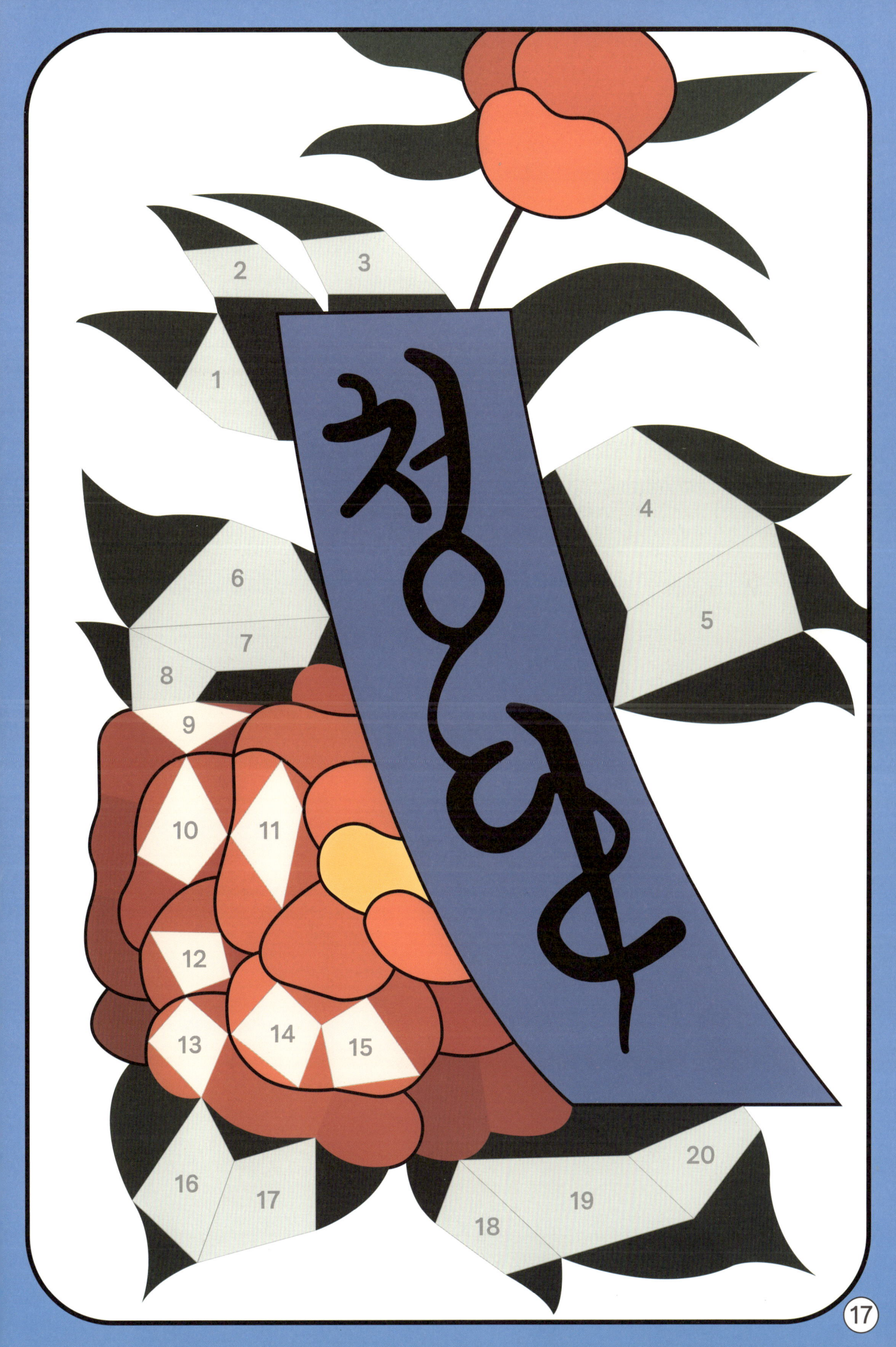

⑤ 모란 띠

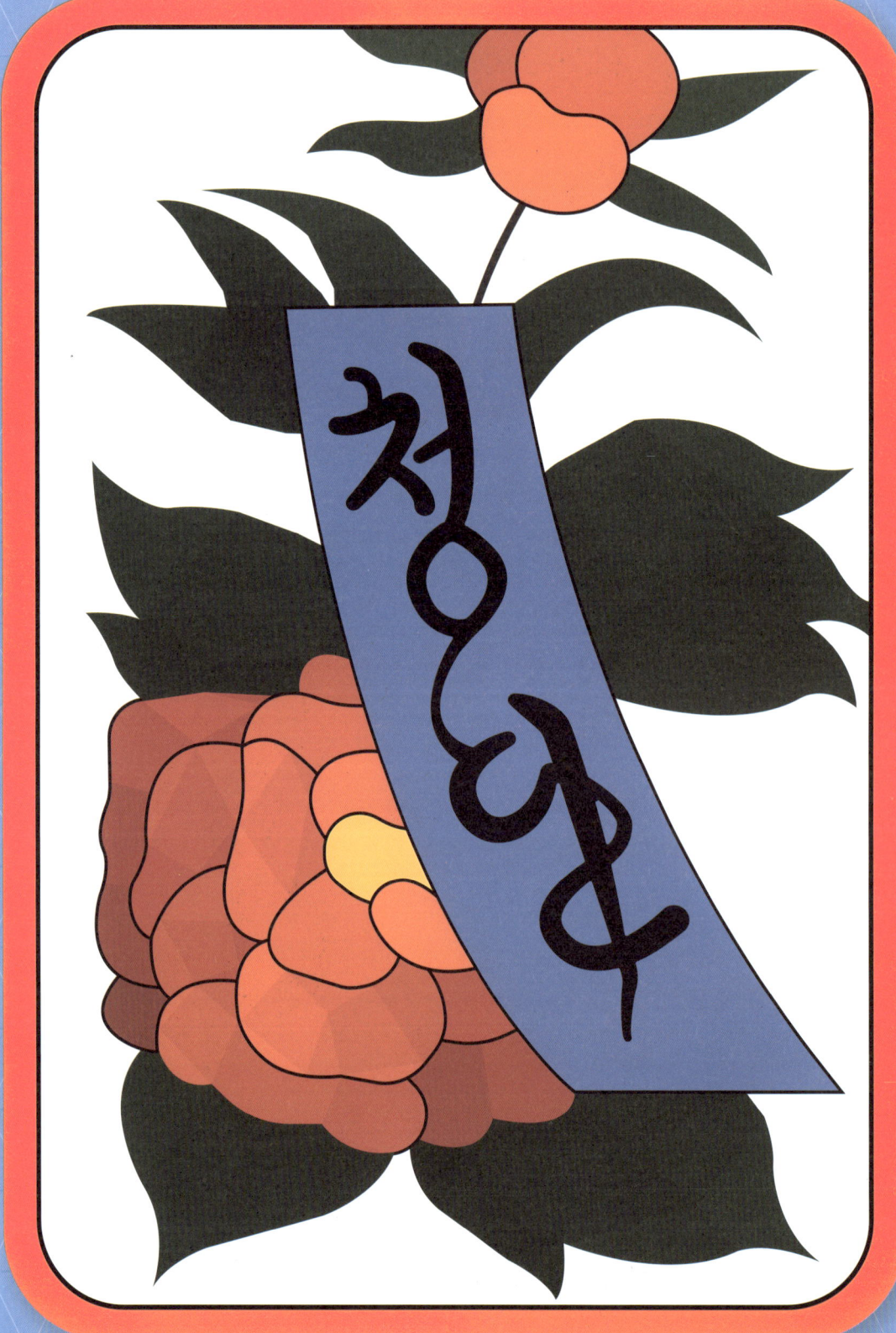

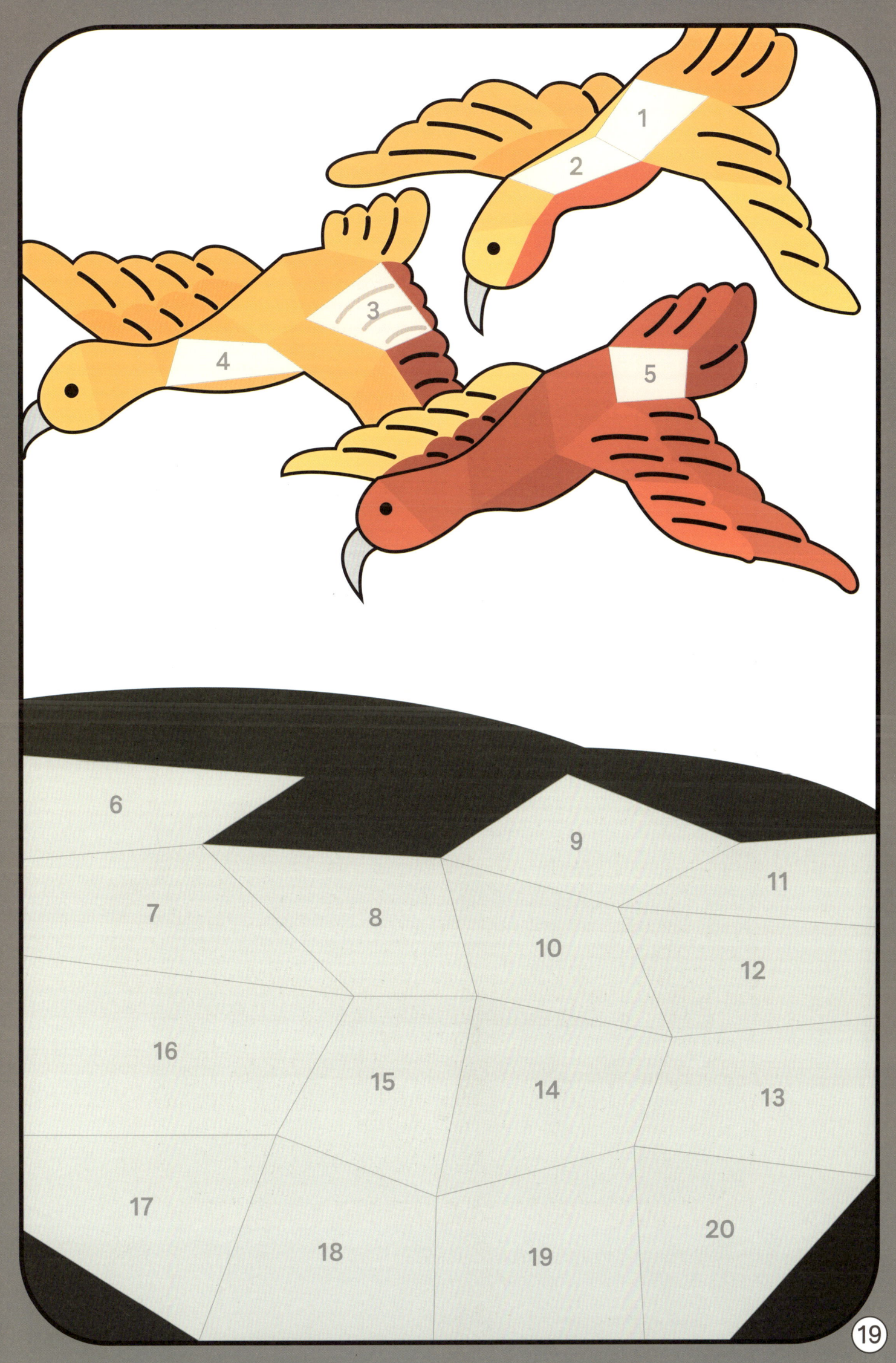

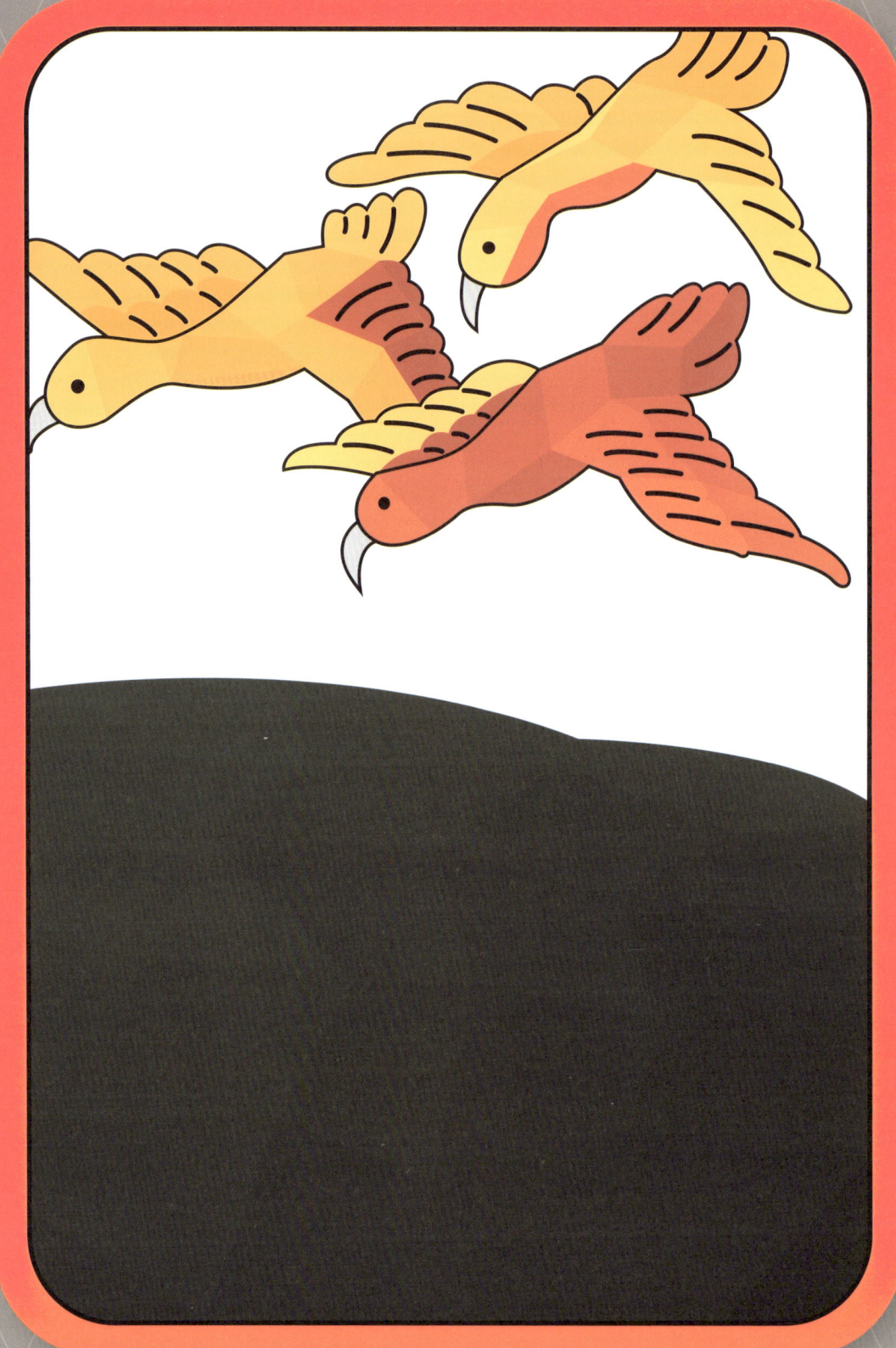

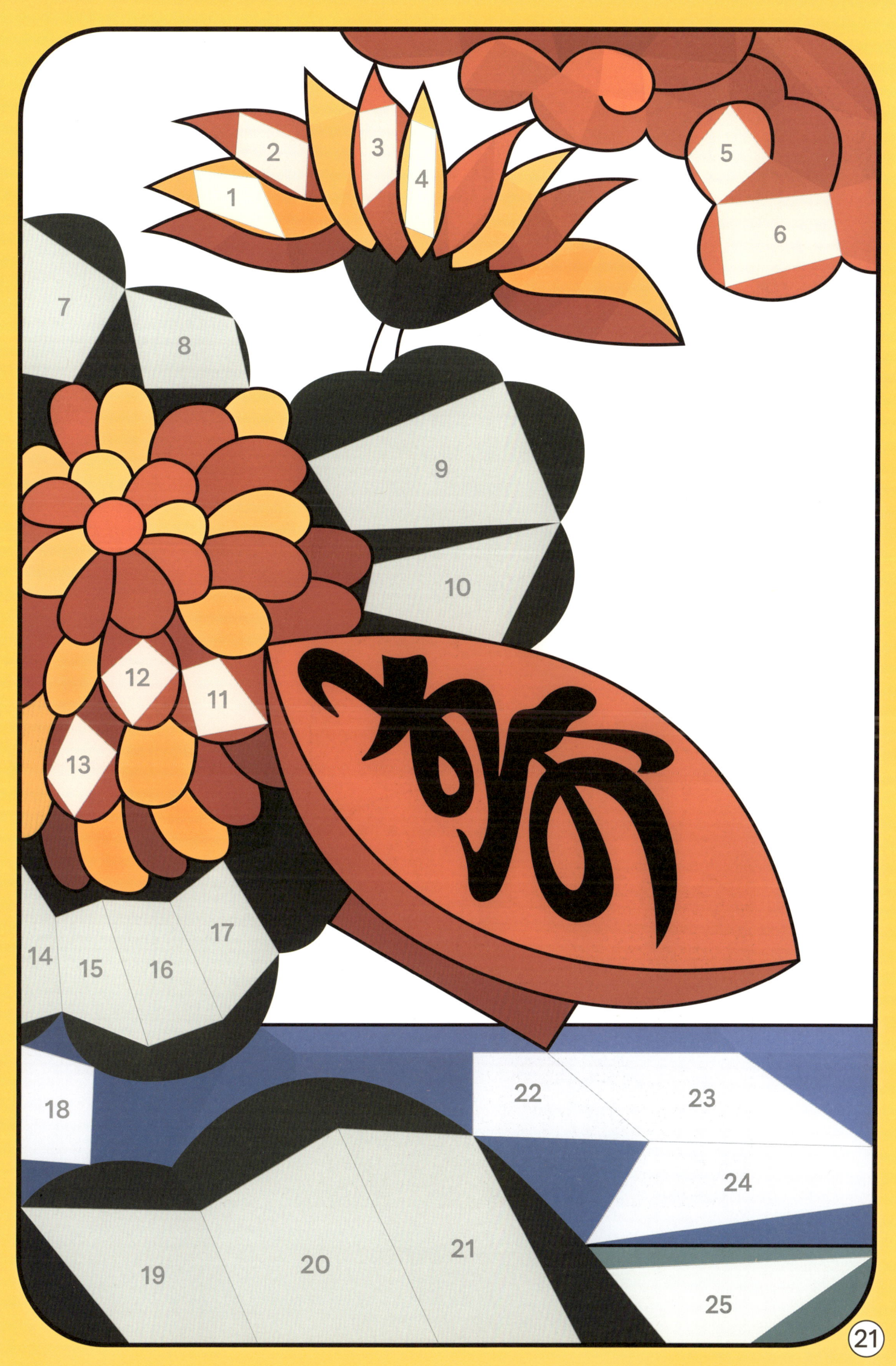

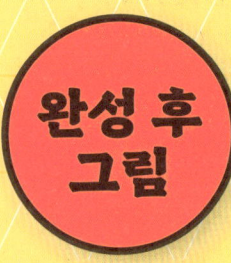

⑦ 국화 쌍피

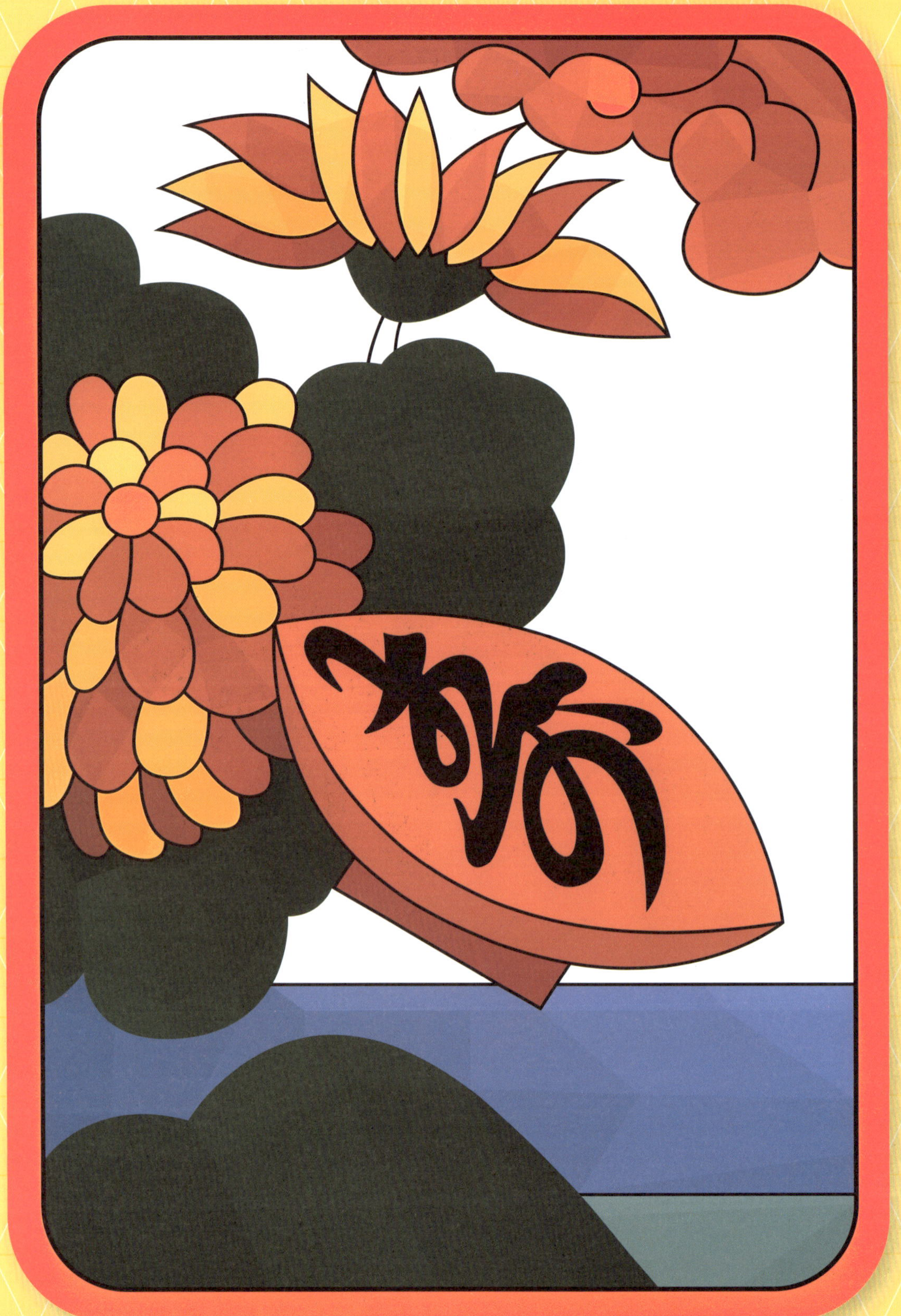

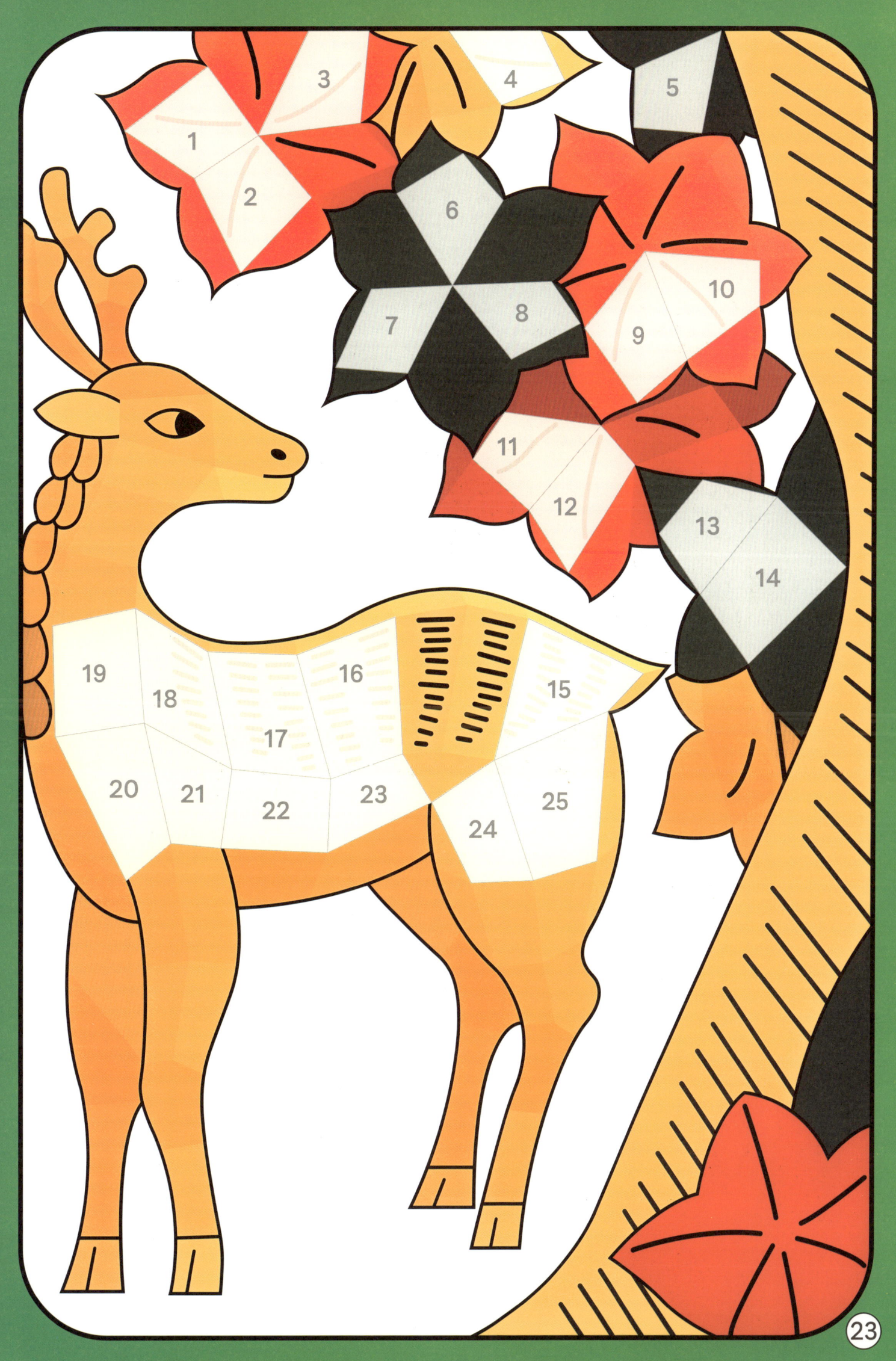

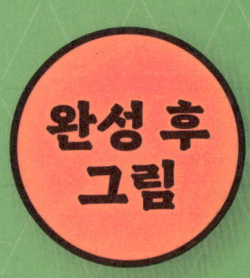

⑧ 단풍 열끗

완성 후 그림

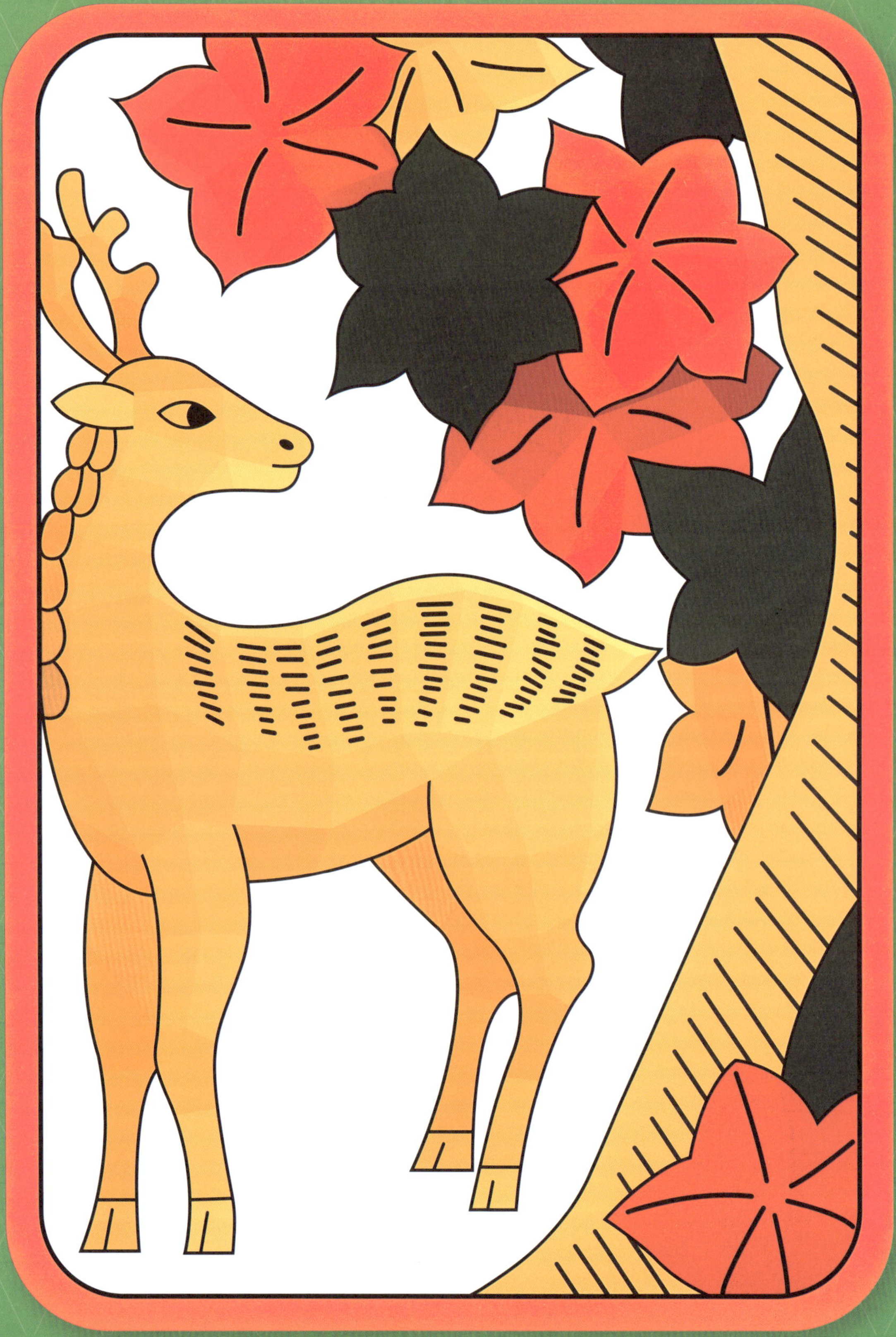

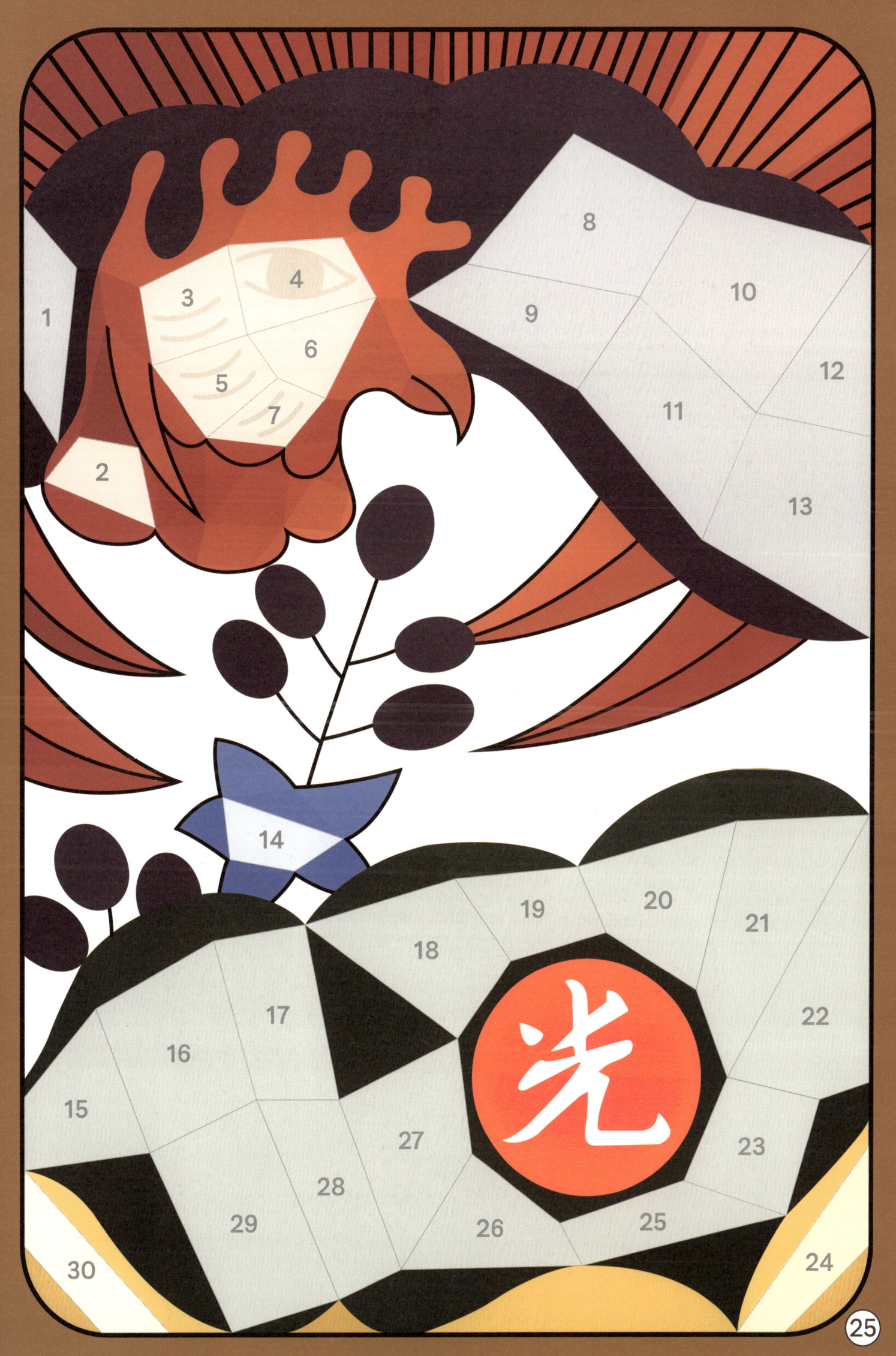

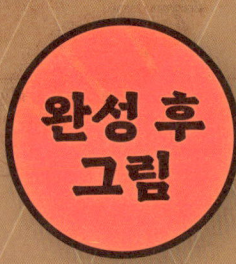

⑨ 똥광

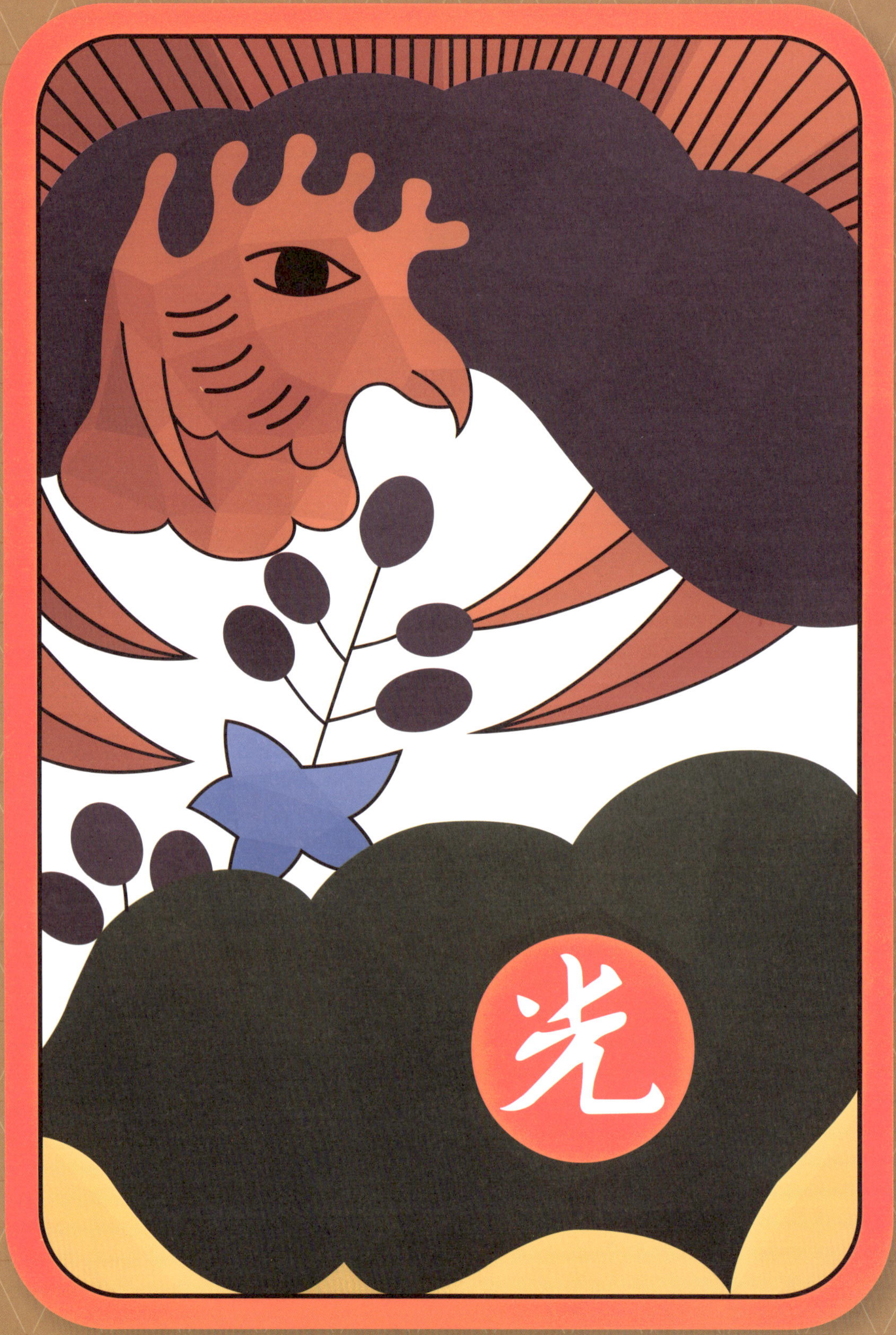

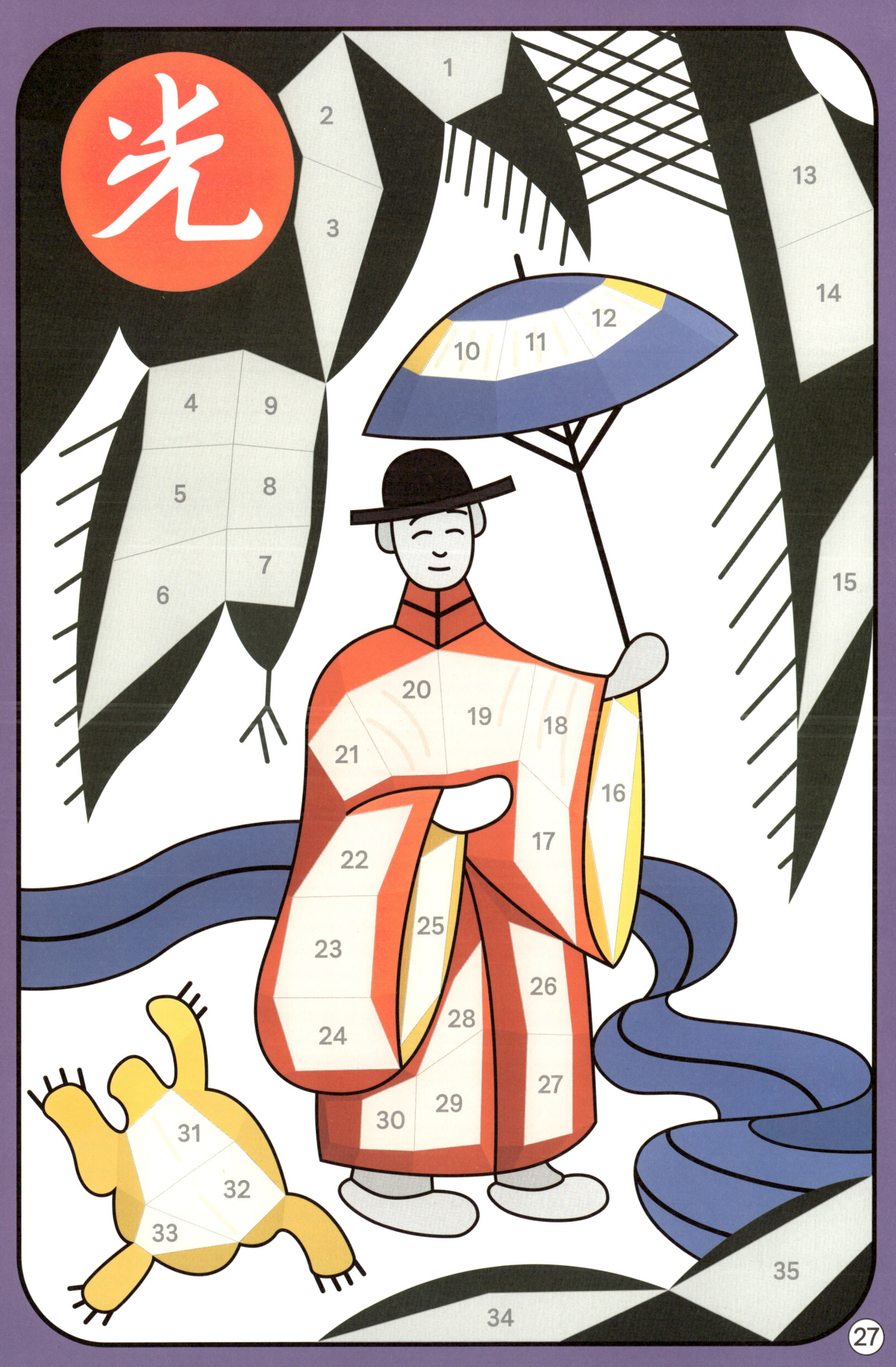

완성 후 그림

⑩ 비광

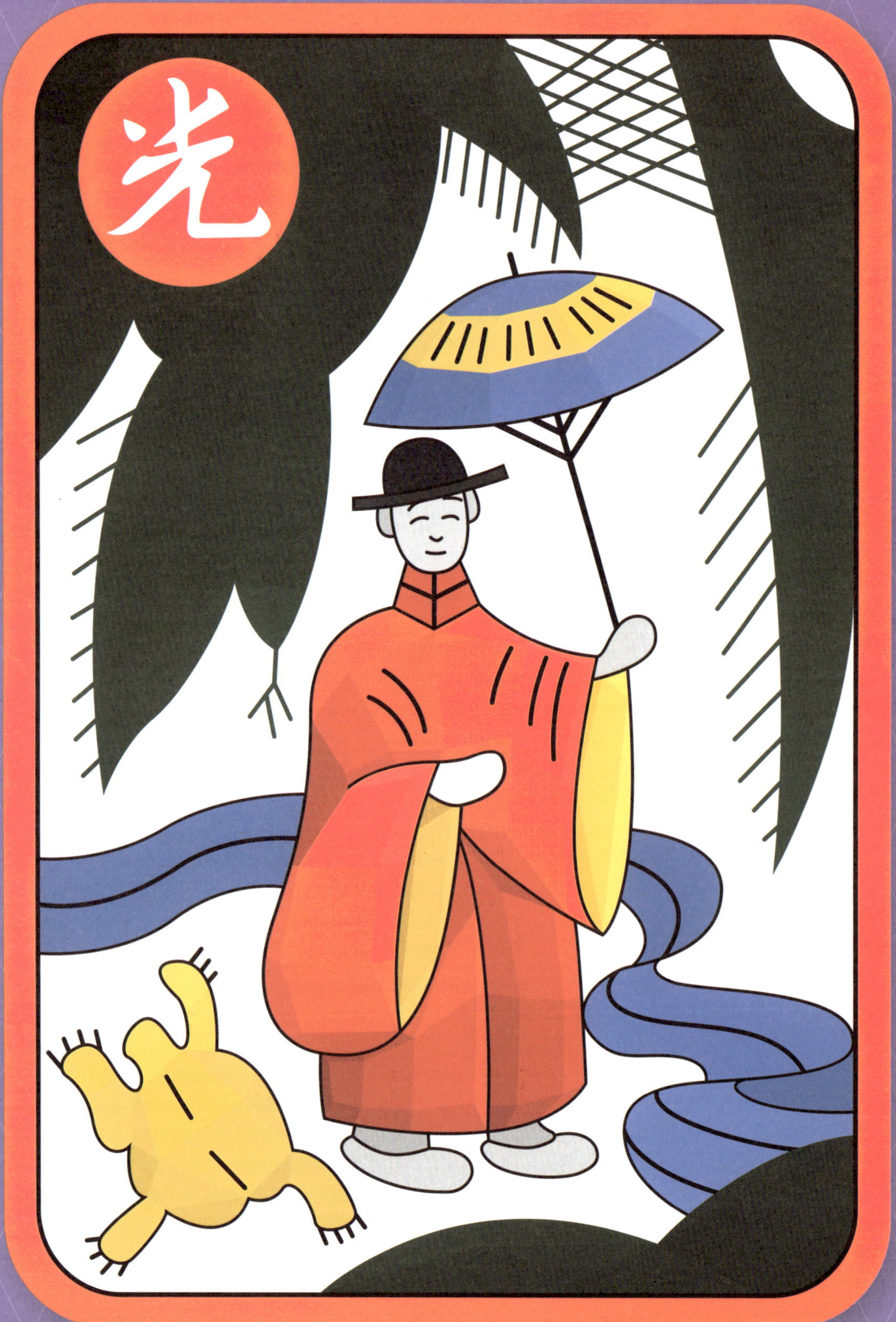

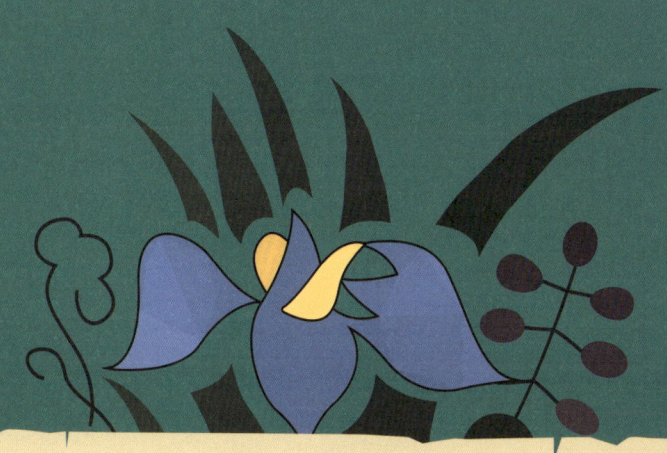

❖ 스티커 ❖

1. 매조 열끗 ----- 30쪽
2. 삼광 ----- 30쪽
3. 흑싸리 열끗 ----- 31쪽
4. 붓꽃 열끗 ----- 31쪽
5. 모란 띠 ----- 34쪽
6. 억새 열끗 ----- 34쪽
7. 국화 쌍피 ----- 38쪽
8. 단풍 열끗 ----- 39쪽
9. 똥광 ----- 42쪽
10. 비광 ----- 46쪽

1 매조 열끗 스티커 1~5번

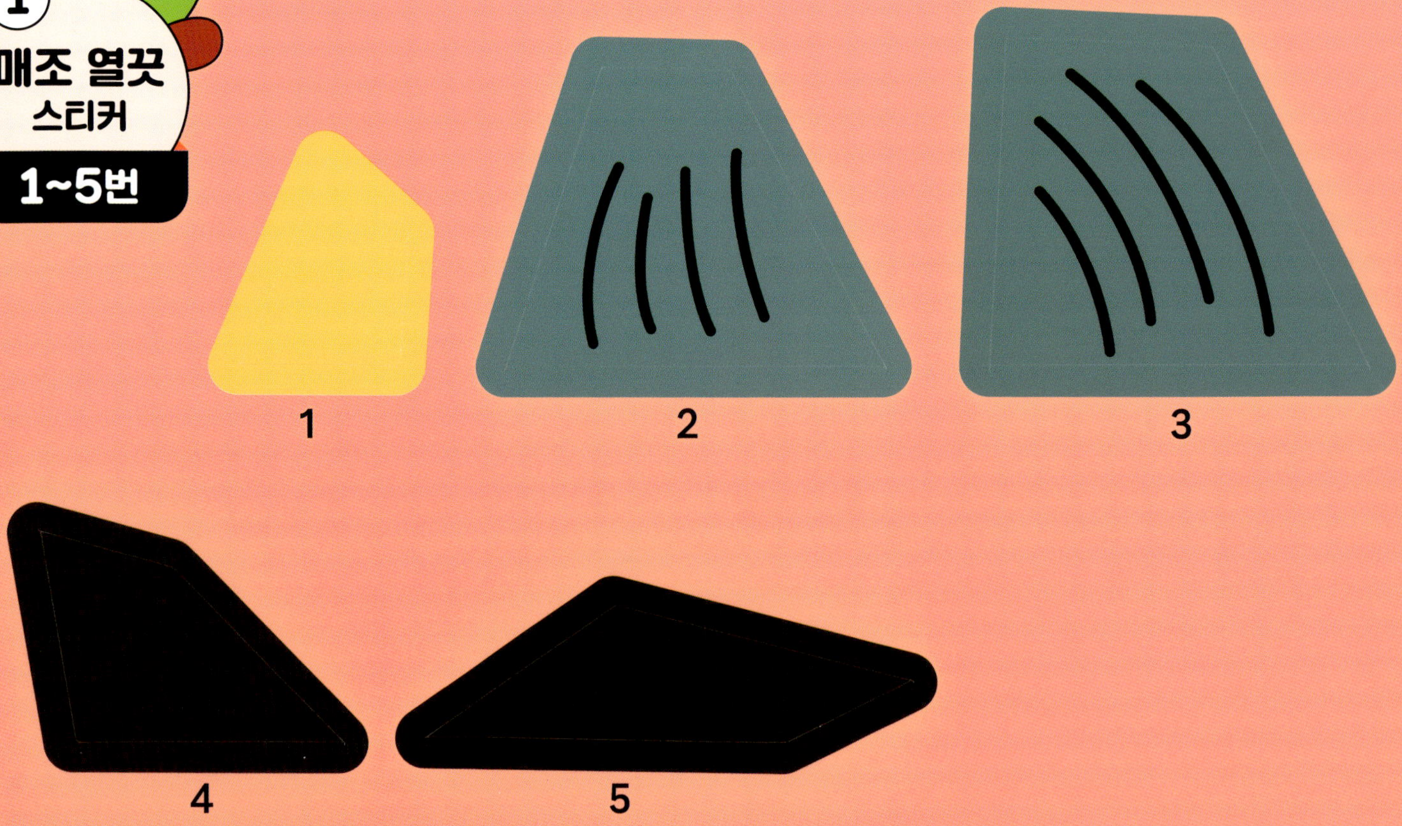

1 2 3 4 5

2 삼광 스티커 1~10번

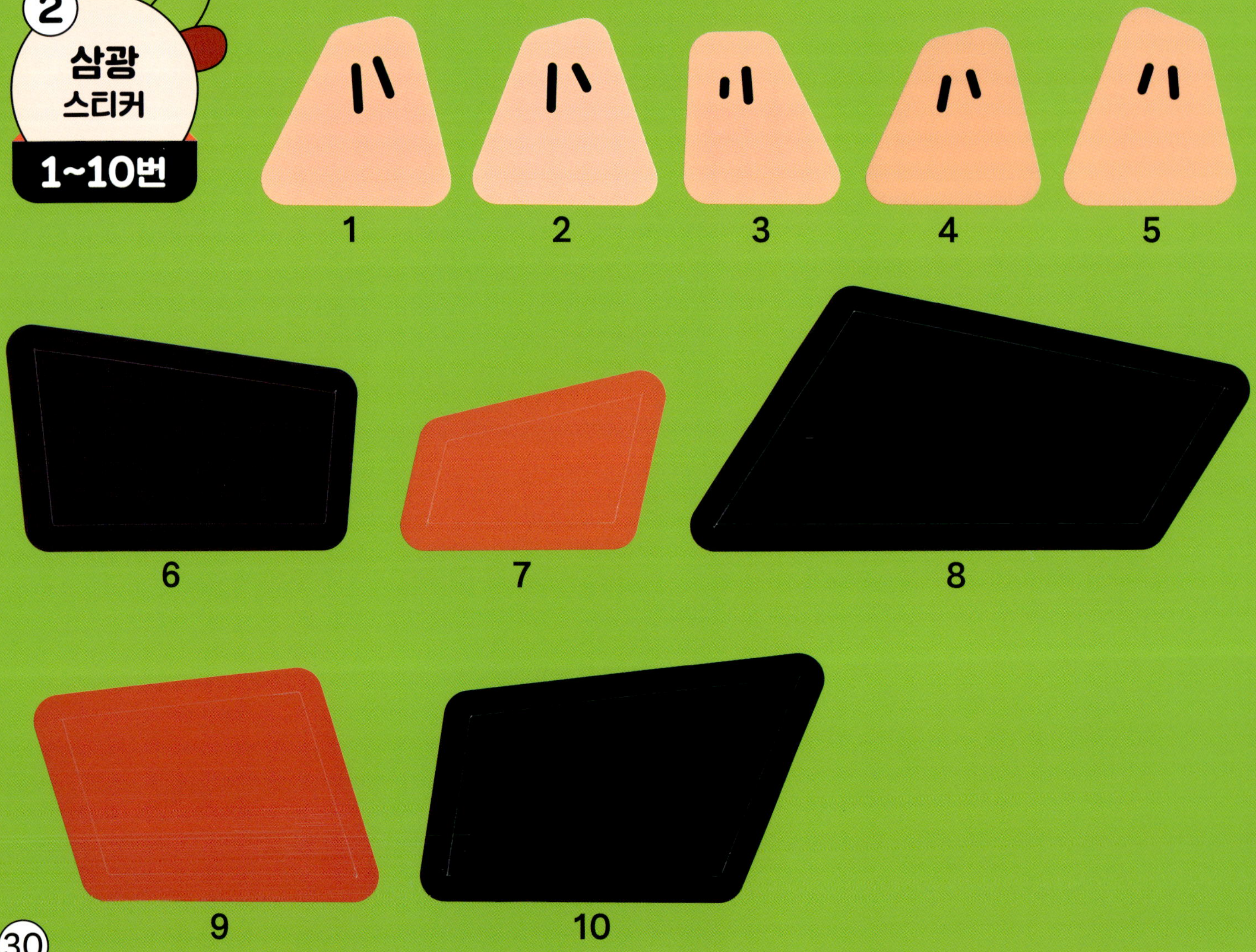

1 2 3 4 5 6 7 8 9 10

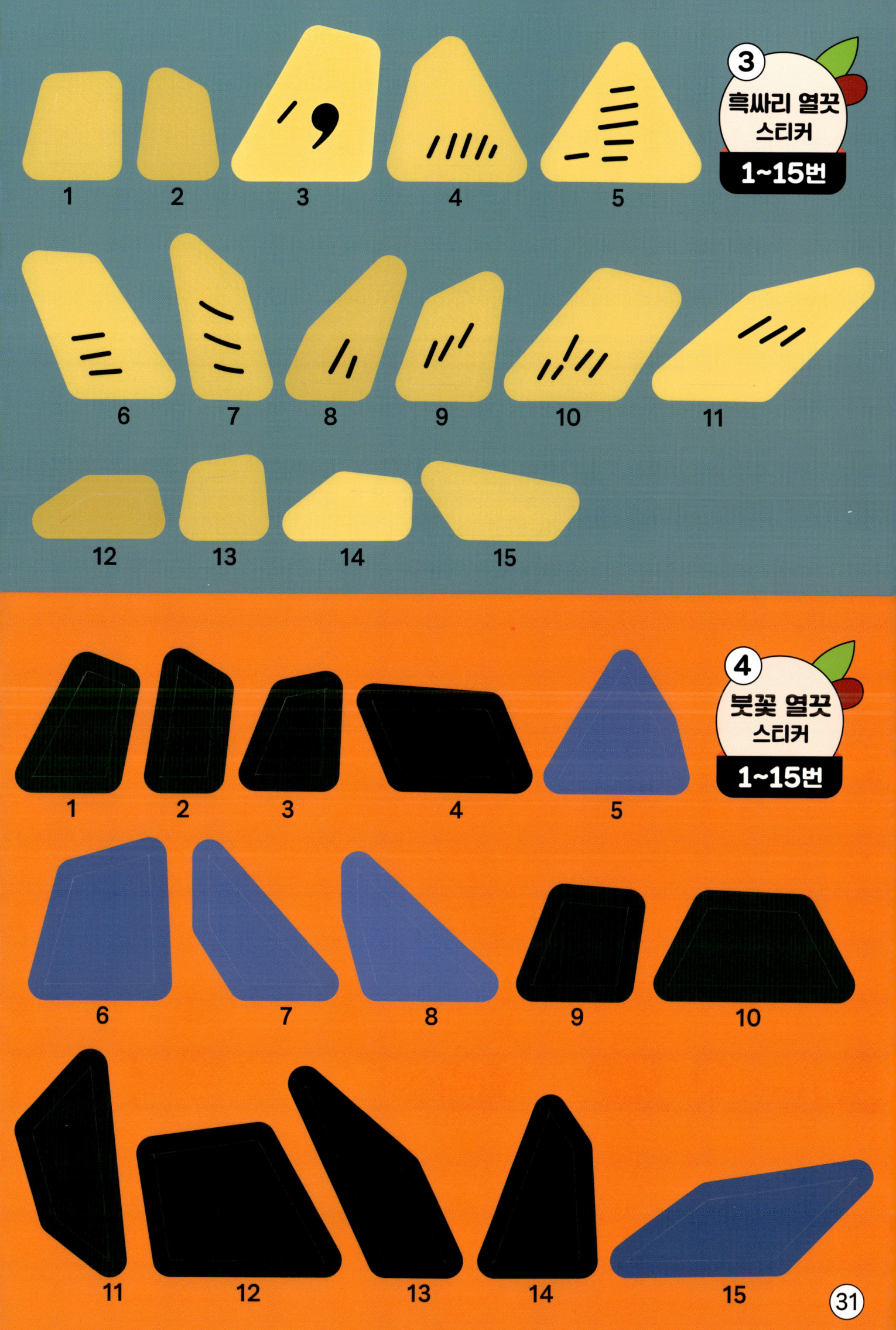

스티커 뒷면은 예쁘게 색칠하세요.

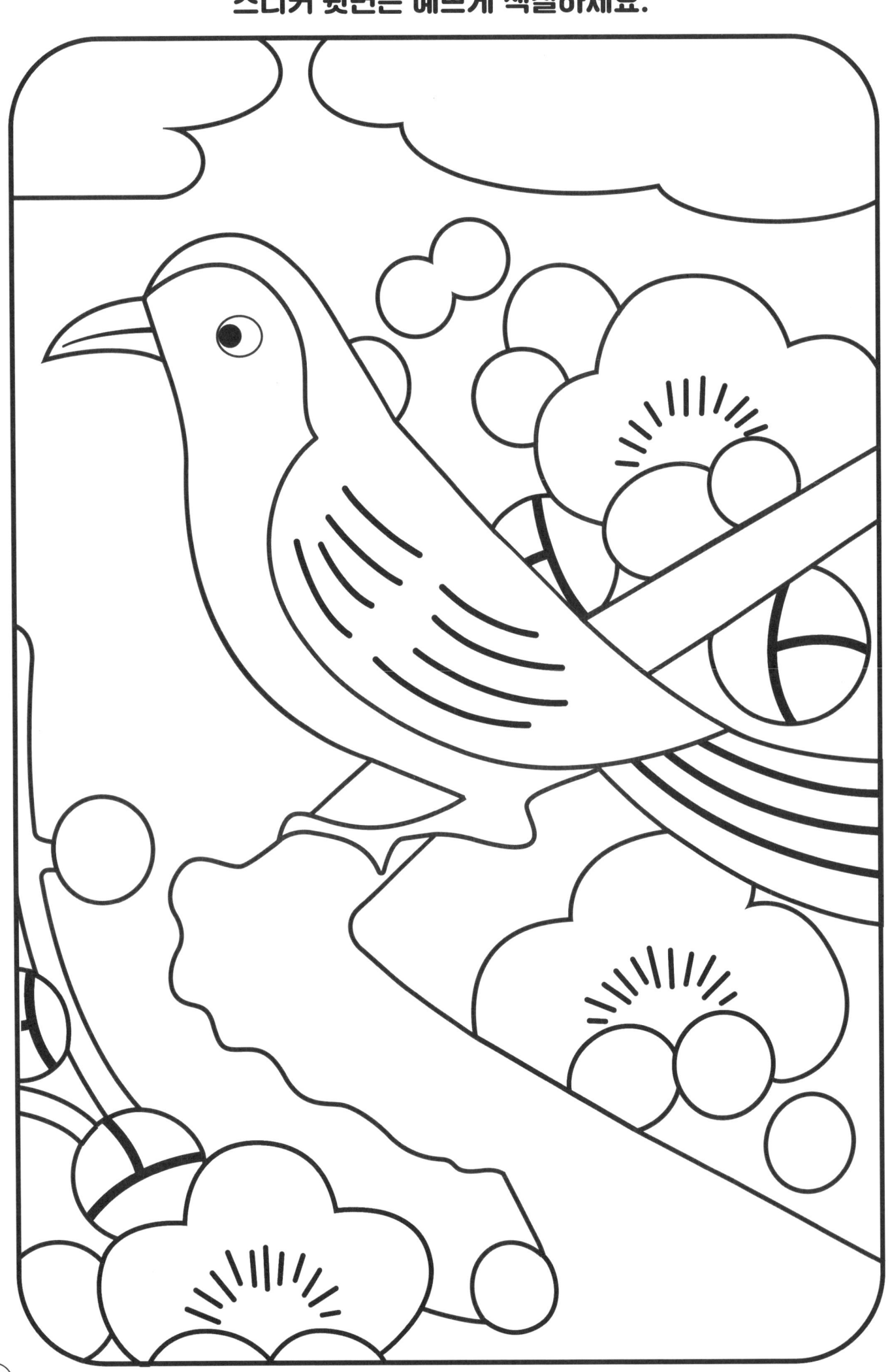

스티커 뒷면은 예쁘게 색칠하세요.

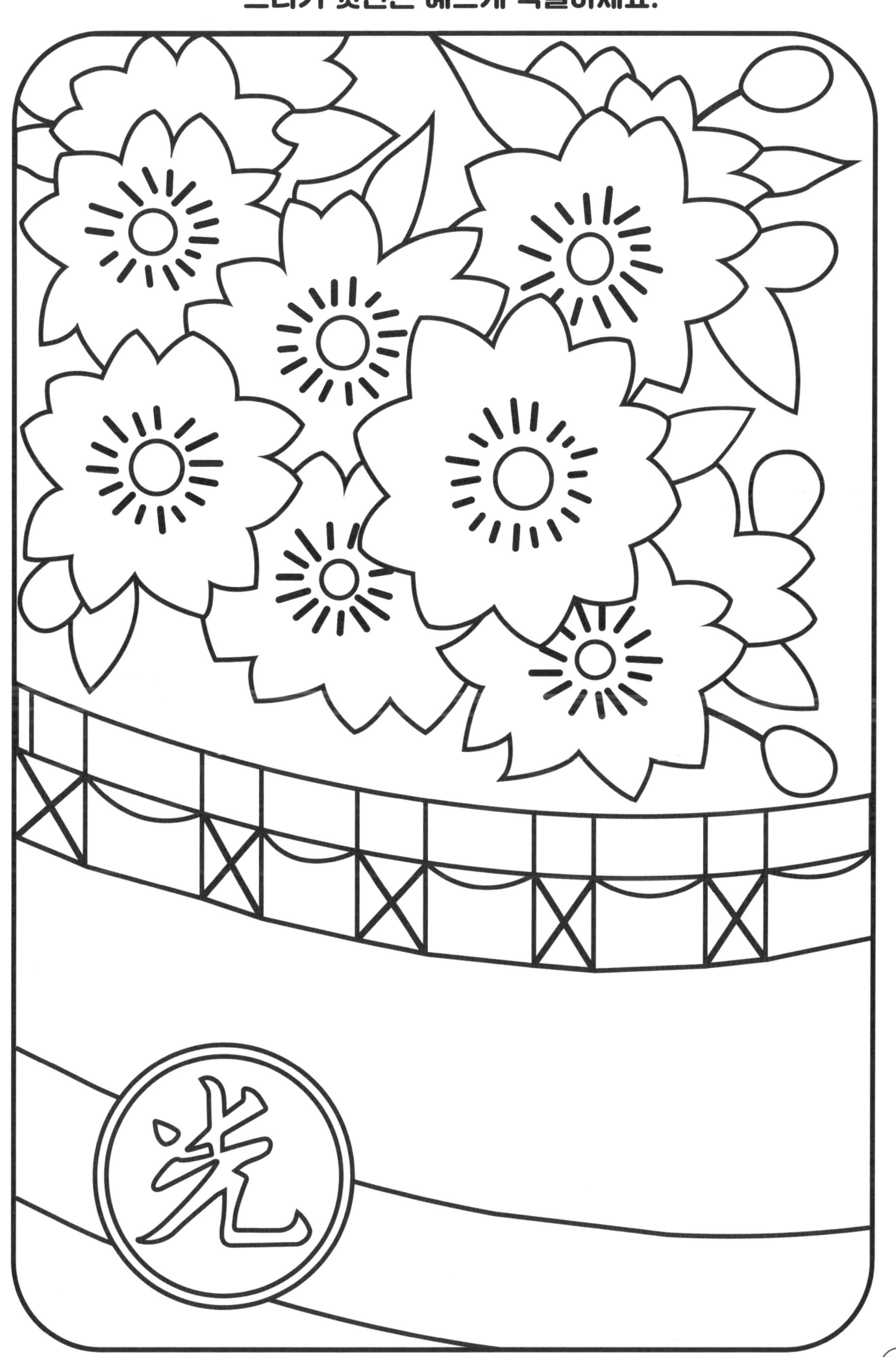

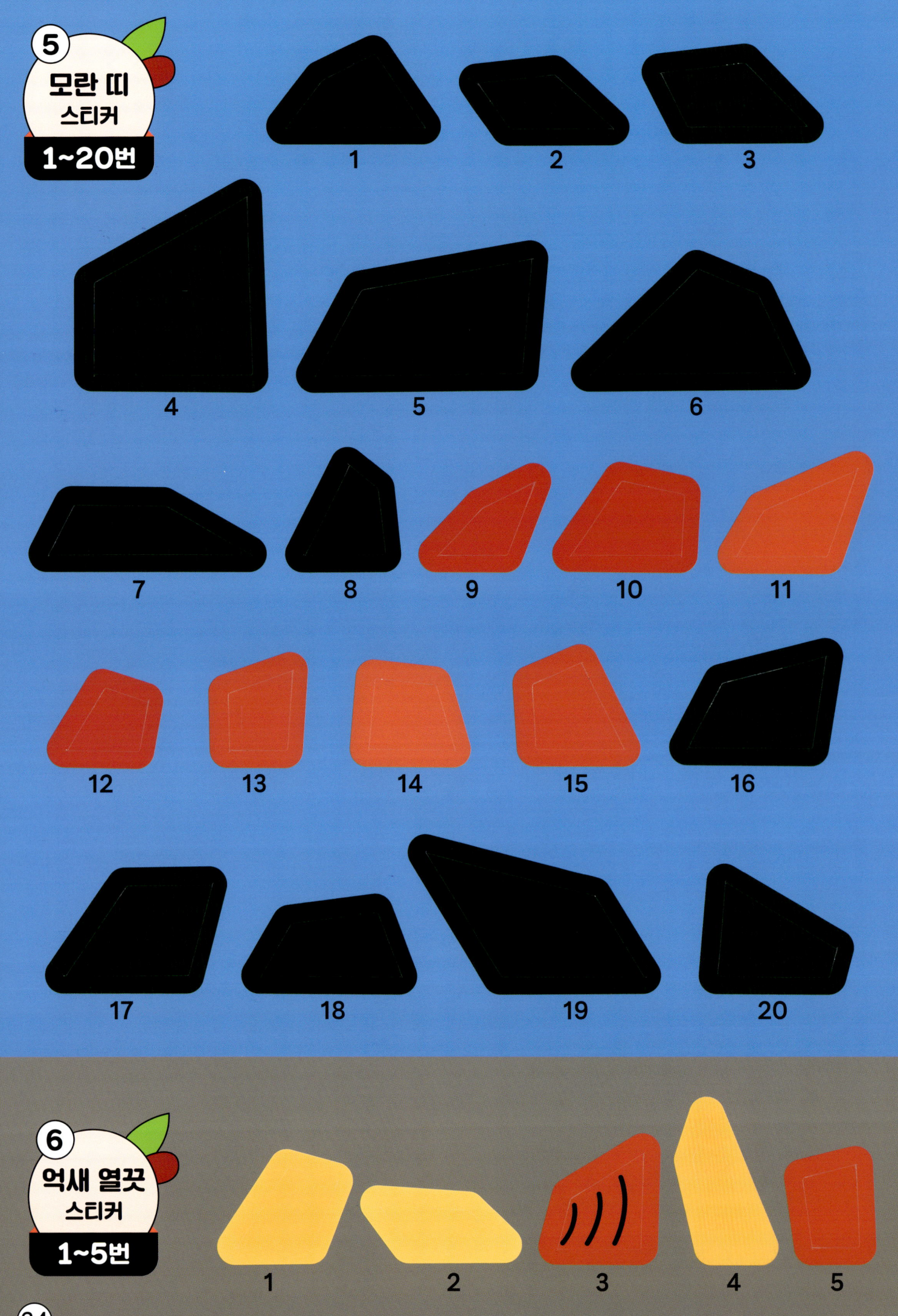

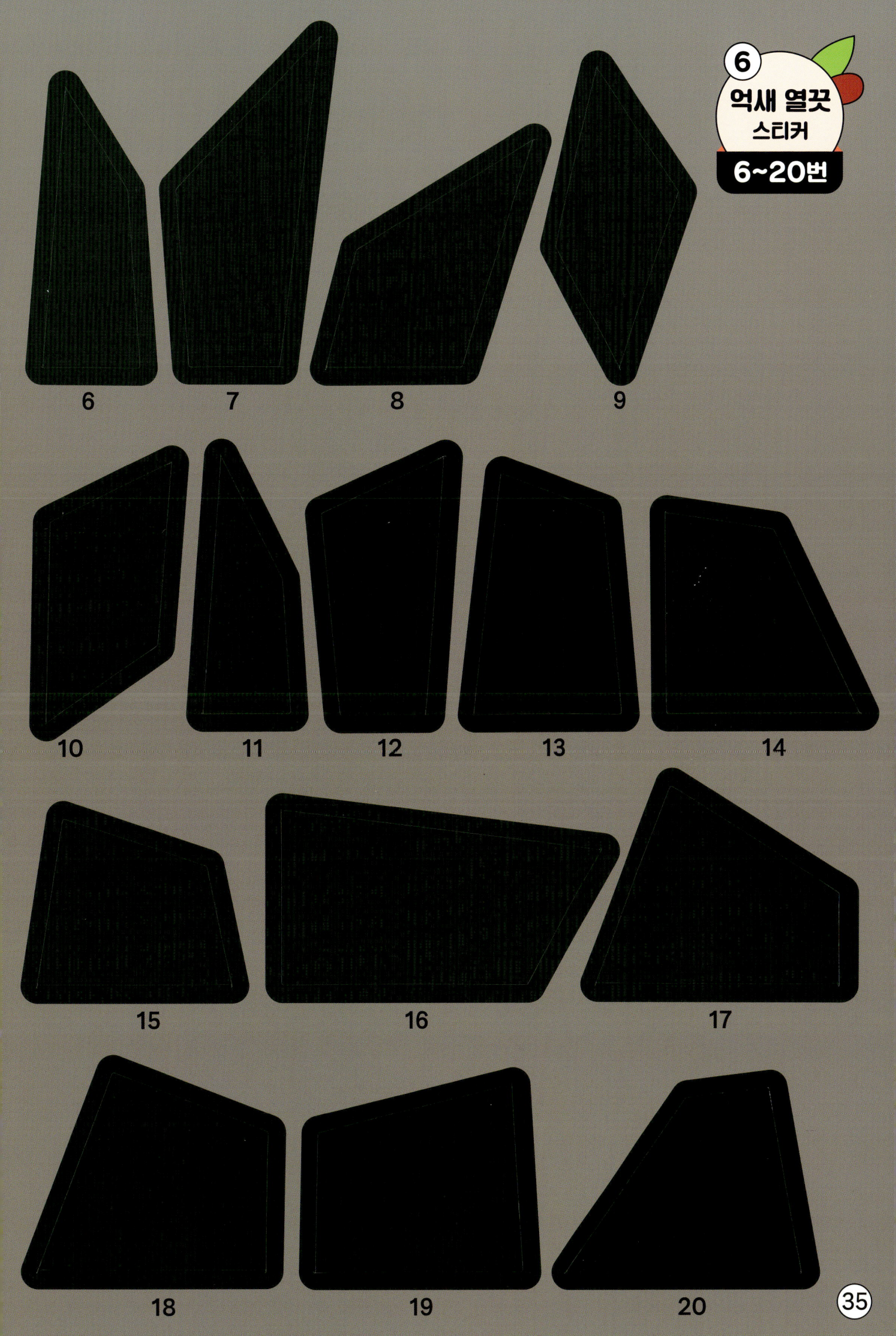

스티커 뒷면은 예쁘게 색칠하세요.

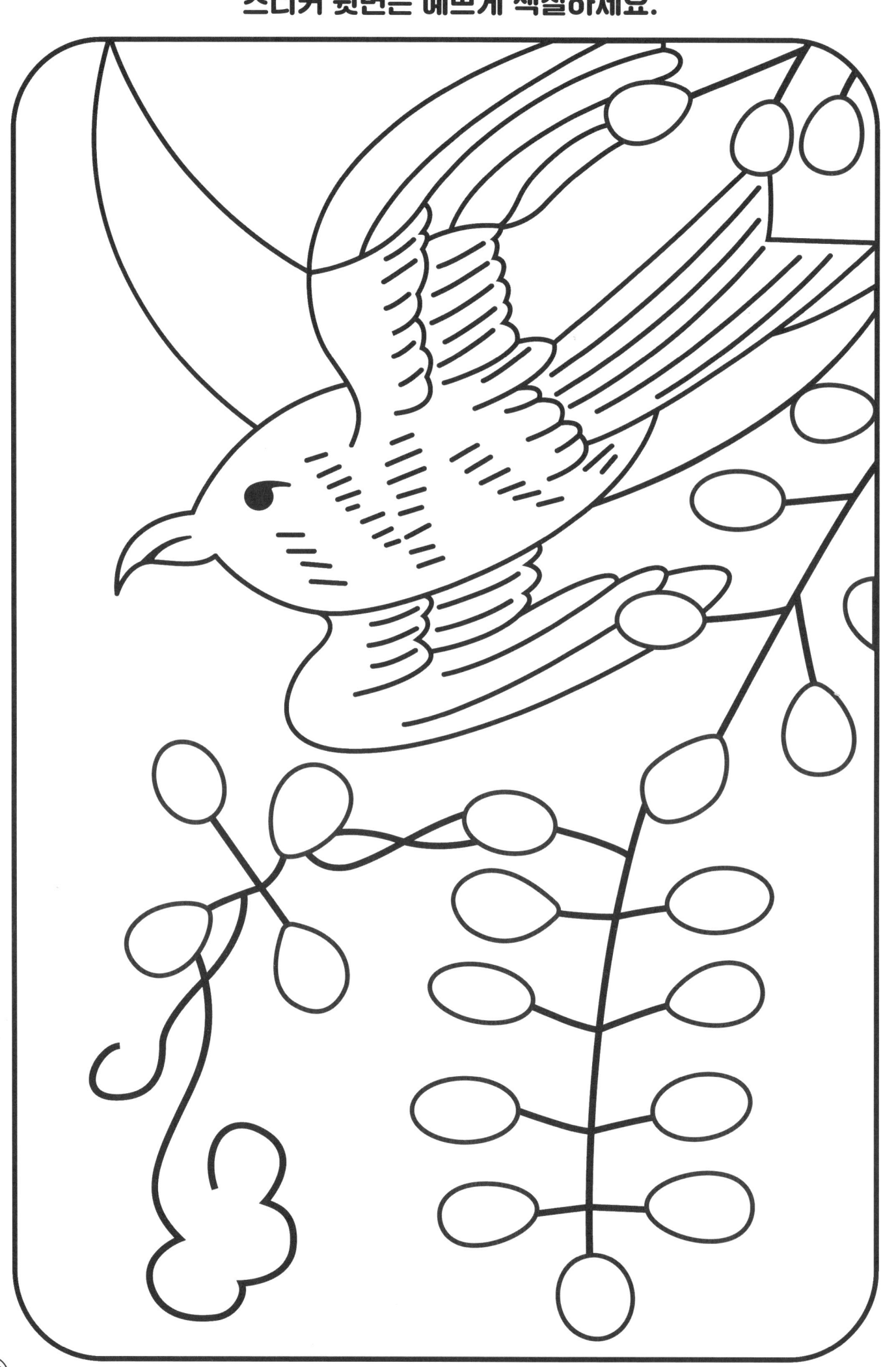

스티커 뒷면은 예쁘게 색칠하세요.

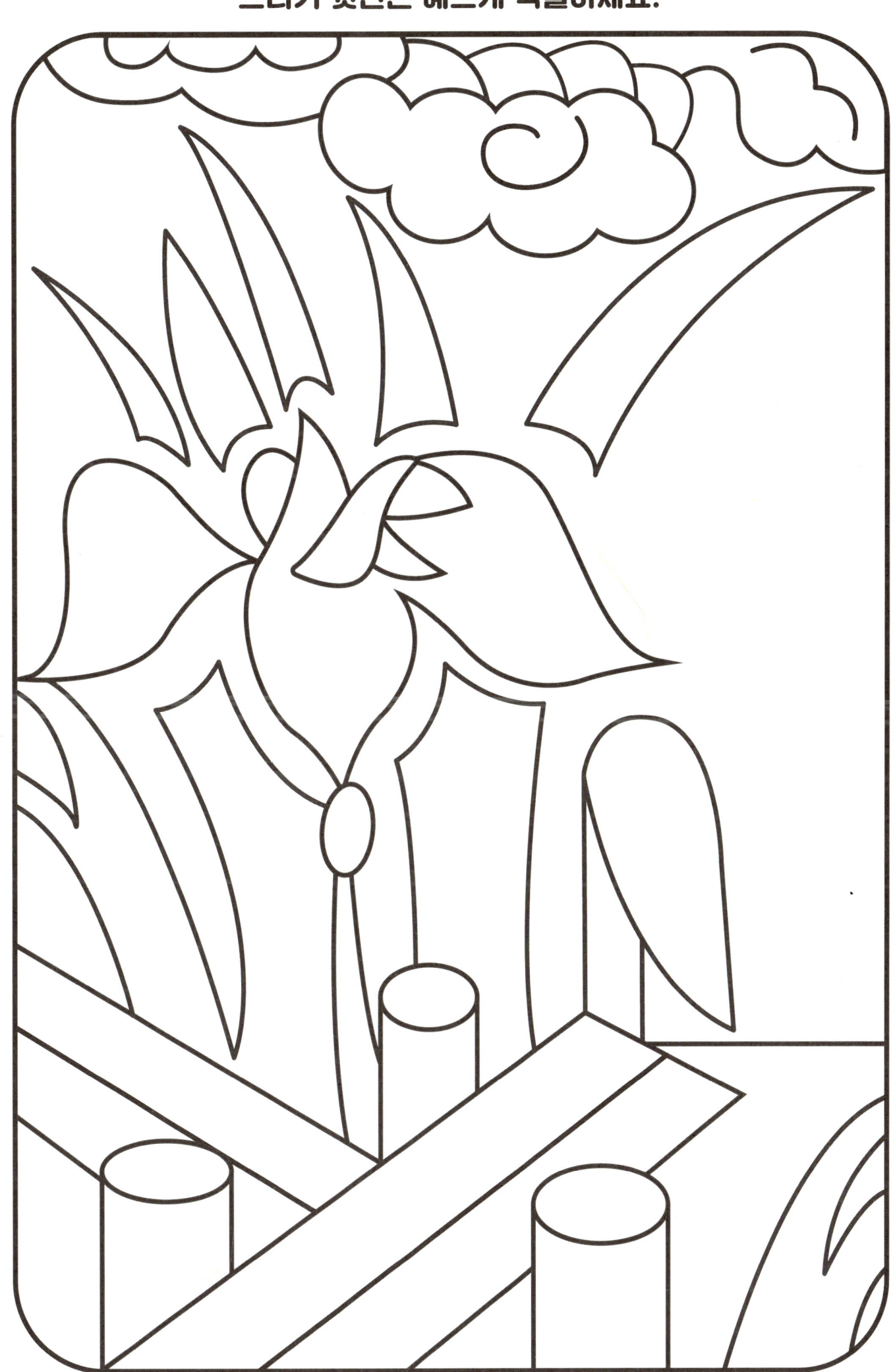

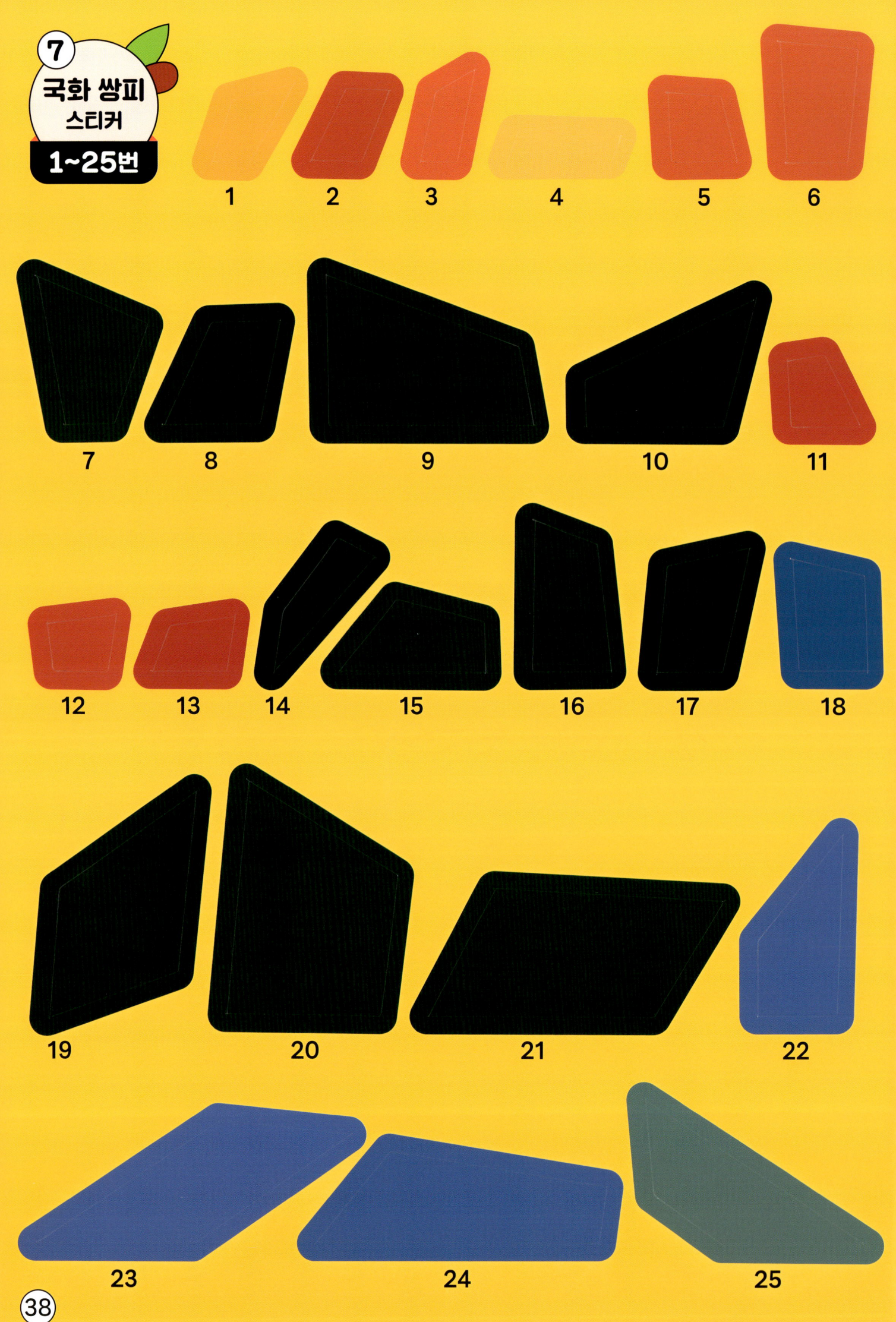

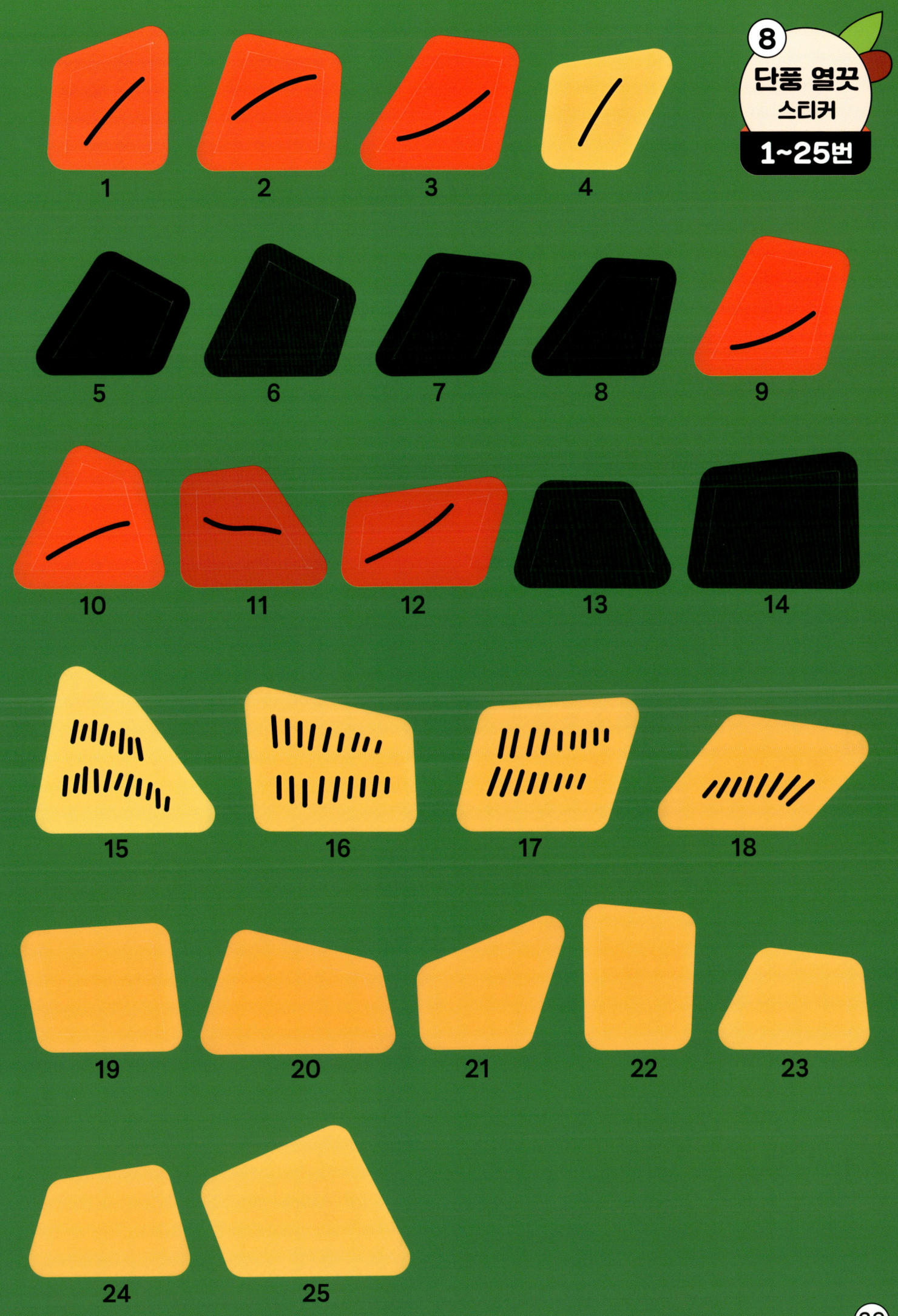

스티커 뒷면은 예쁘게 색칠하세요.

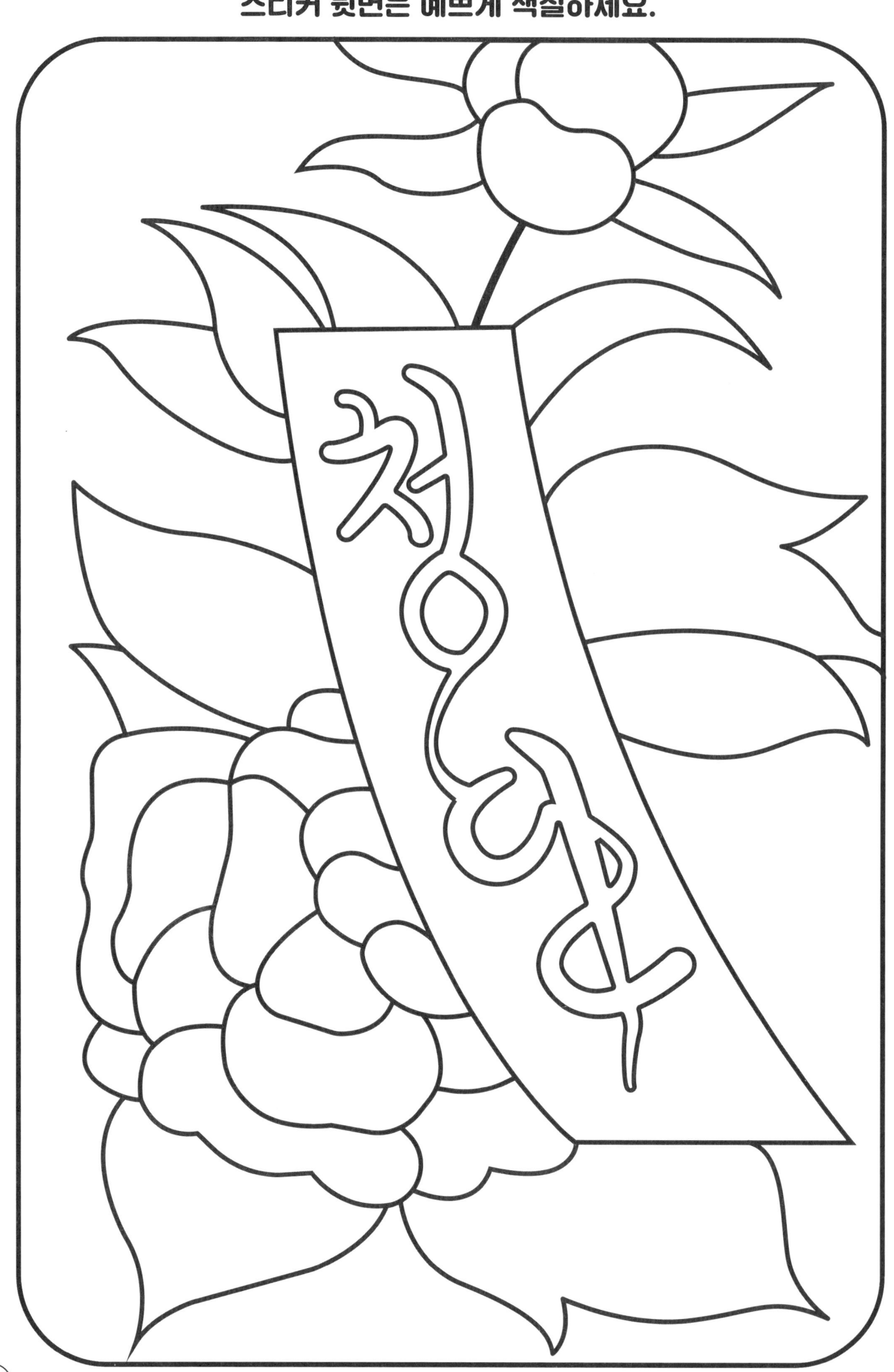

스티커 뒷면은 예쁘게 색칠하세요.

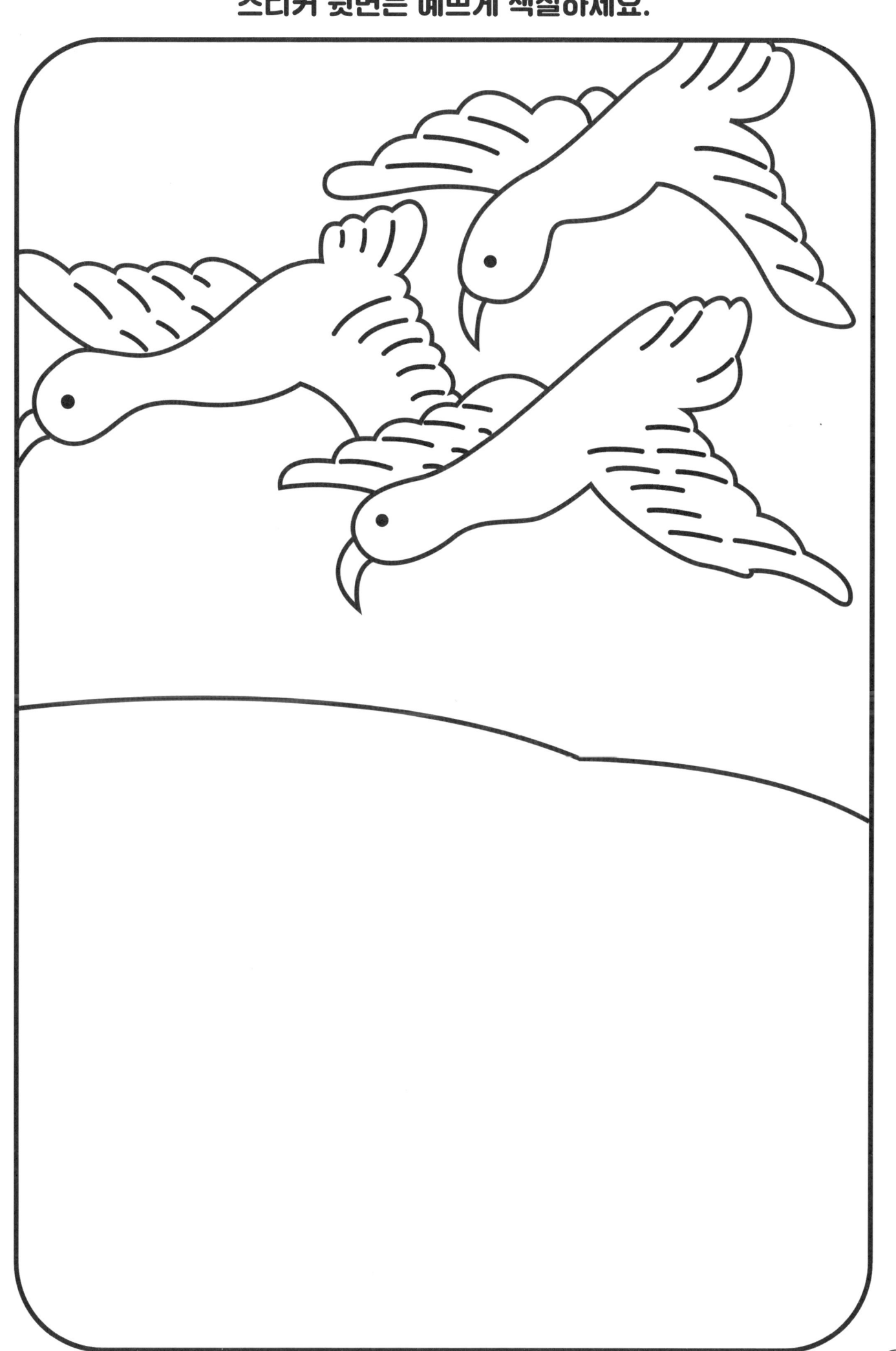

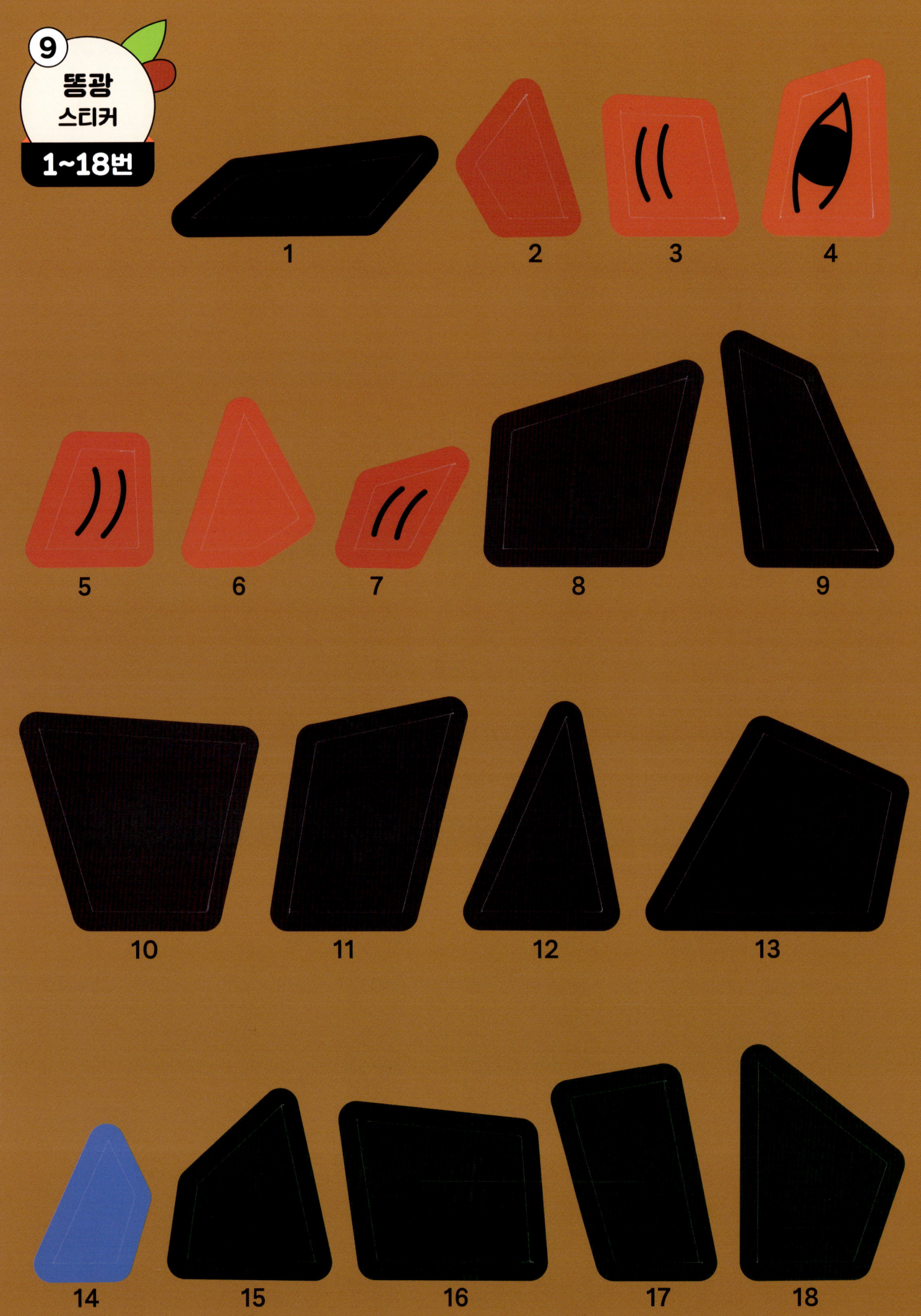

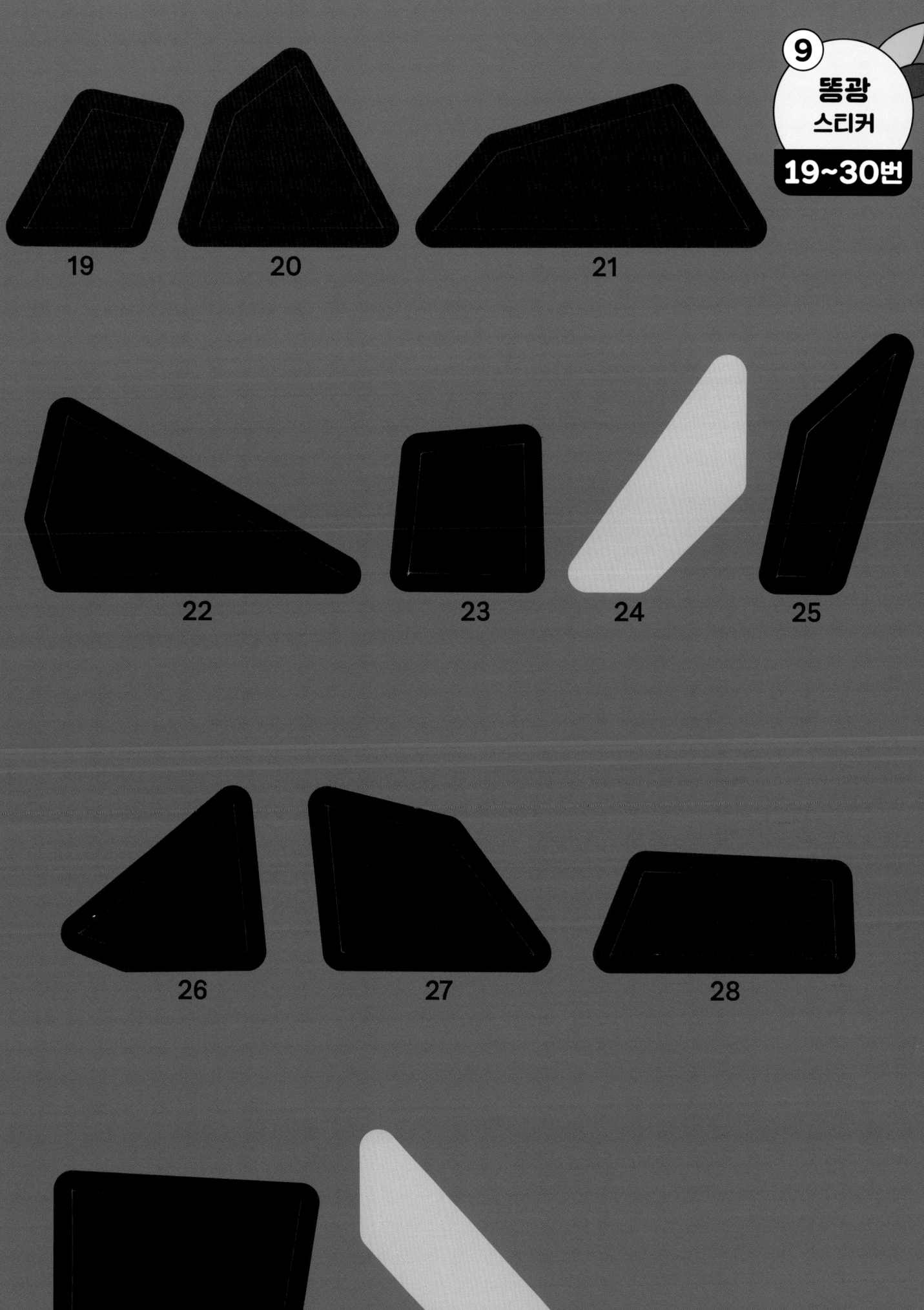

스티커 뒷면은 예쁘게 색칠하세요.

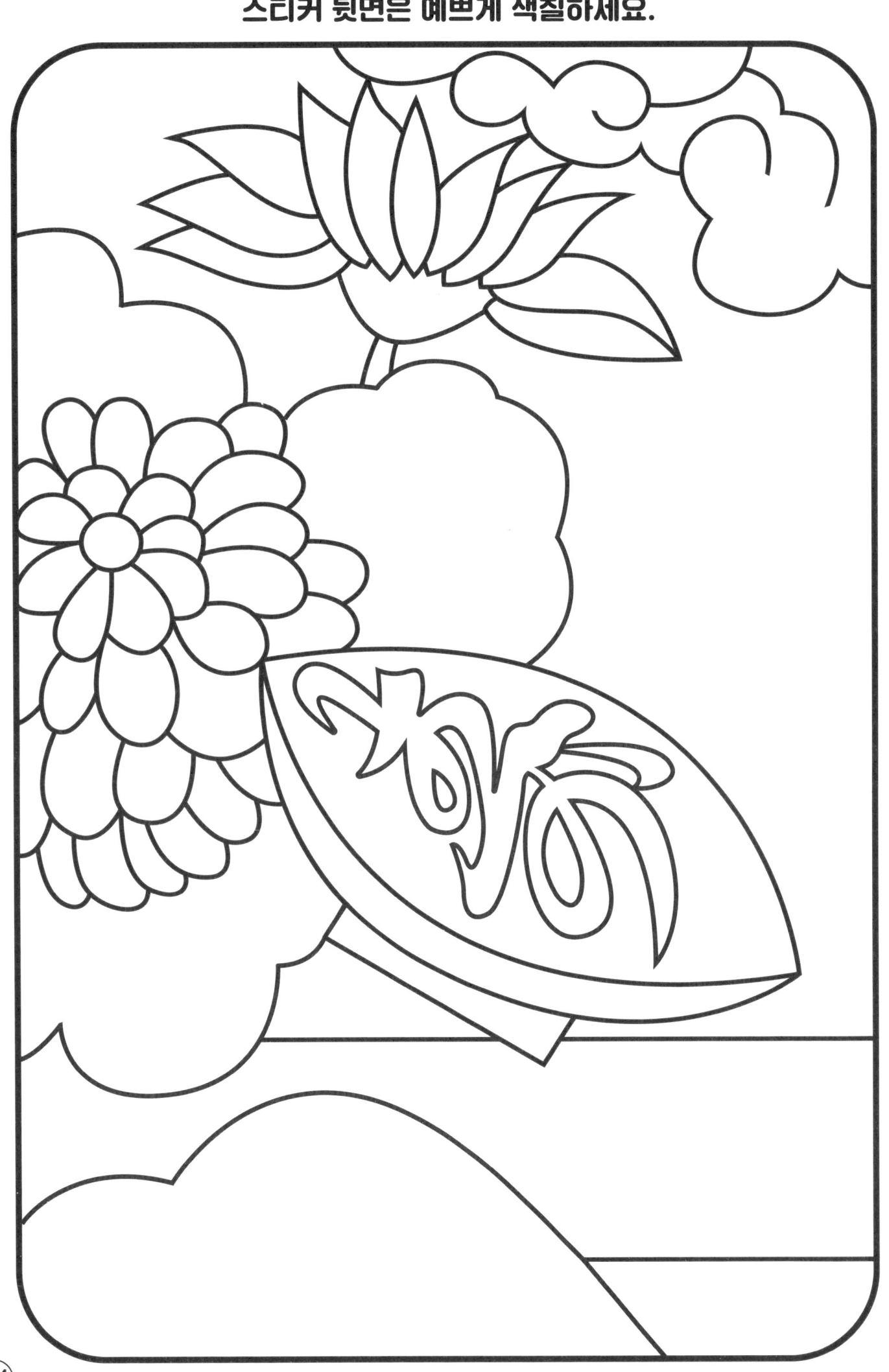

스티커 뒷면은 예쁘게 색칠하세요.

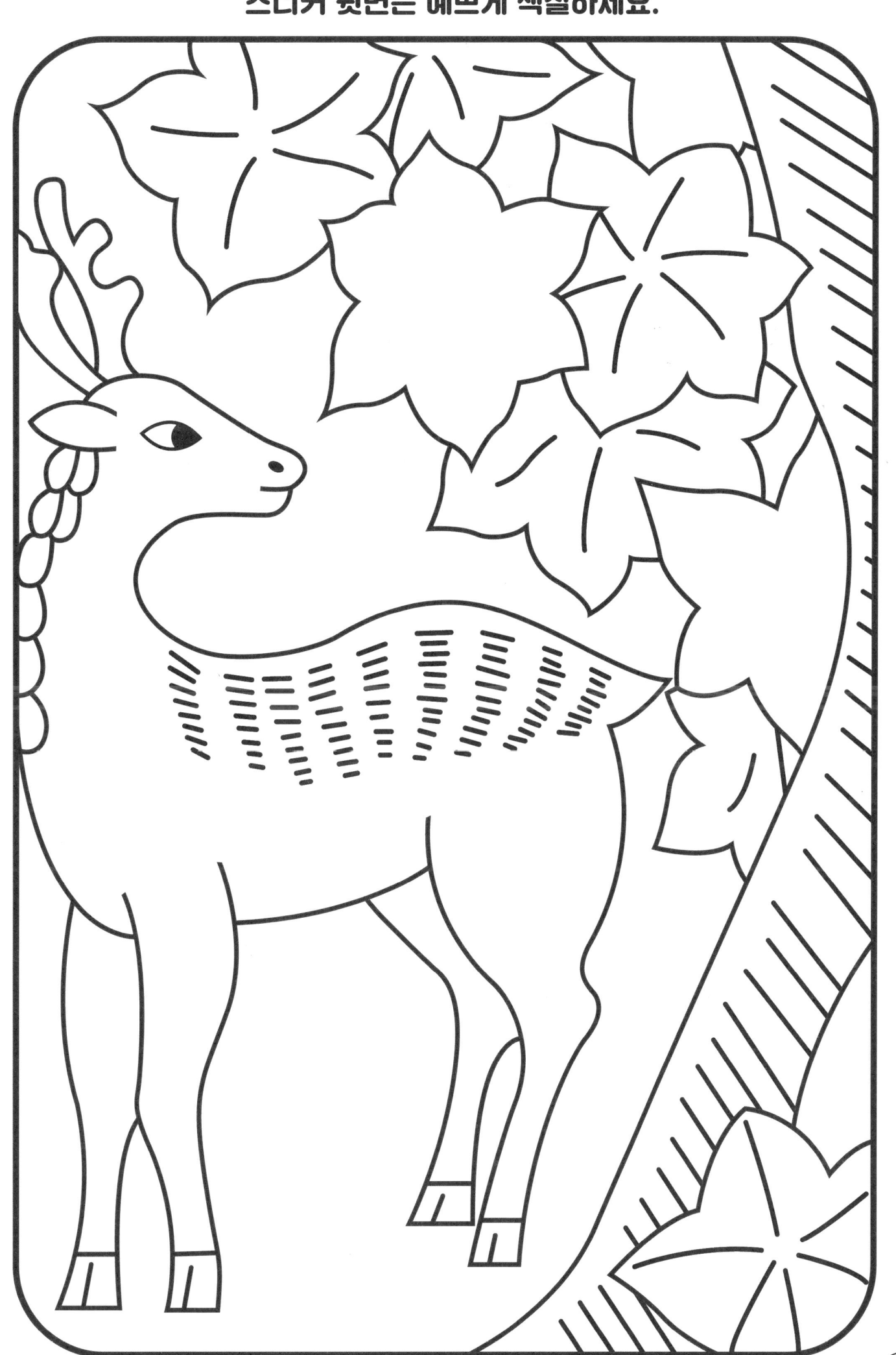

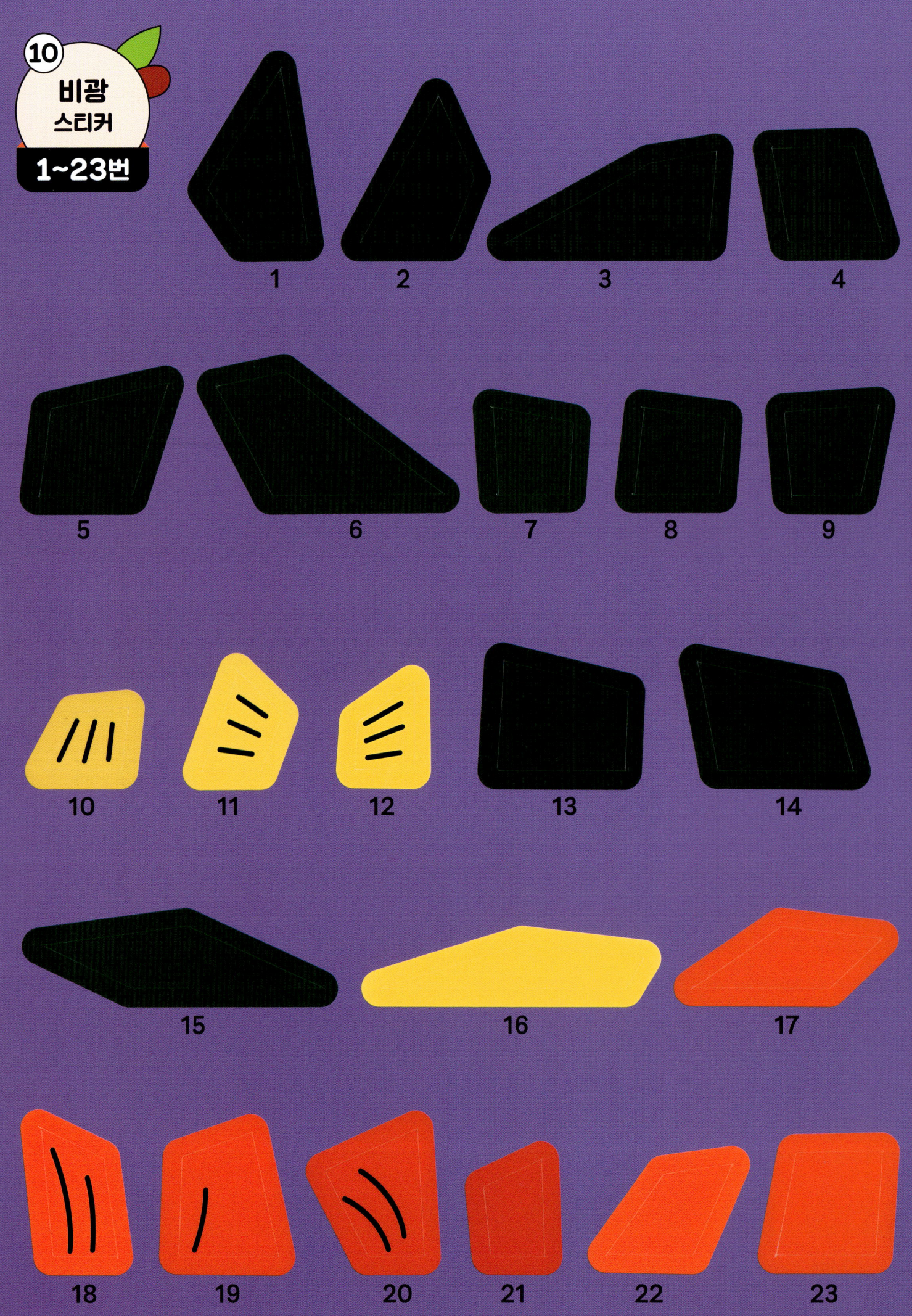

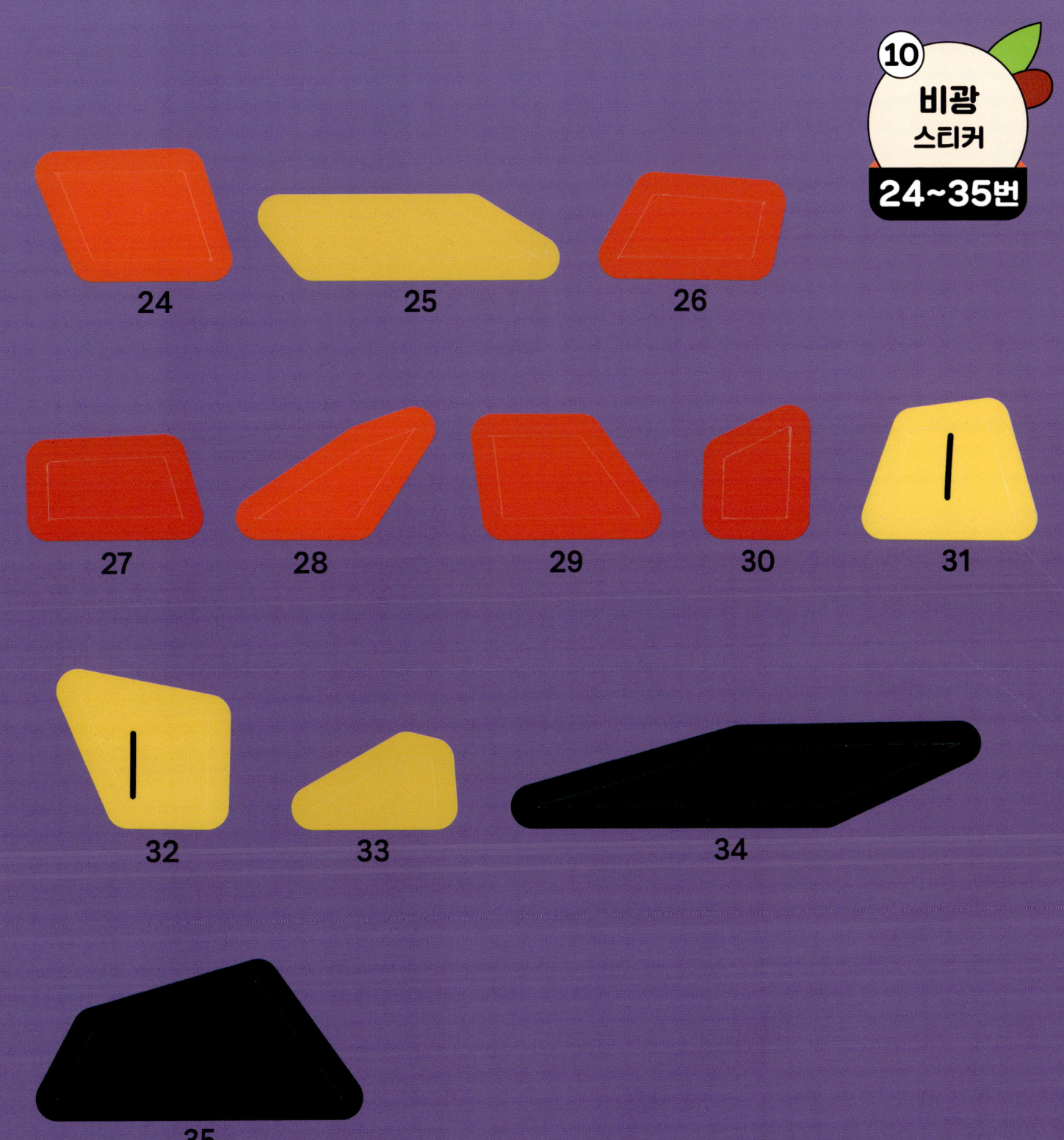

스티커 뒷면은 예쁘게 색칠하세요.

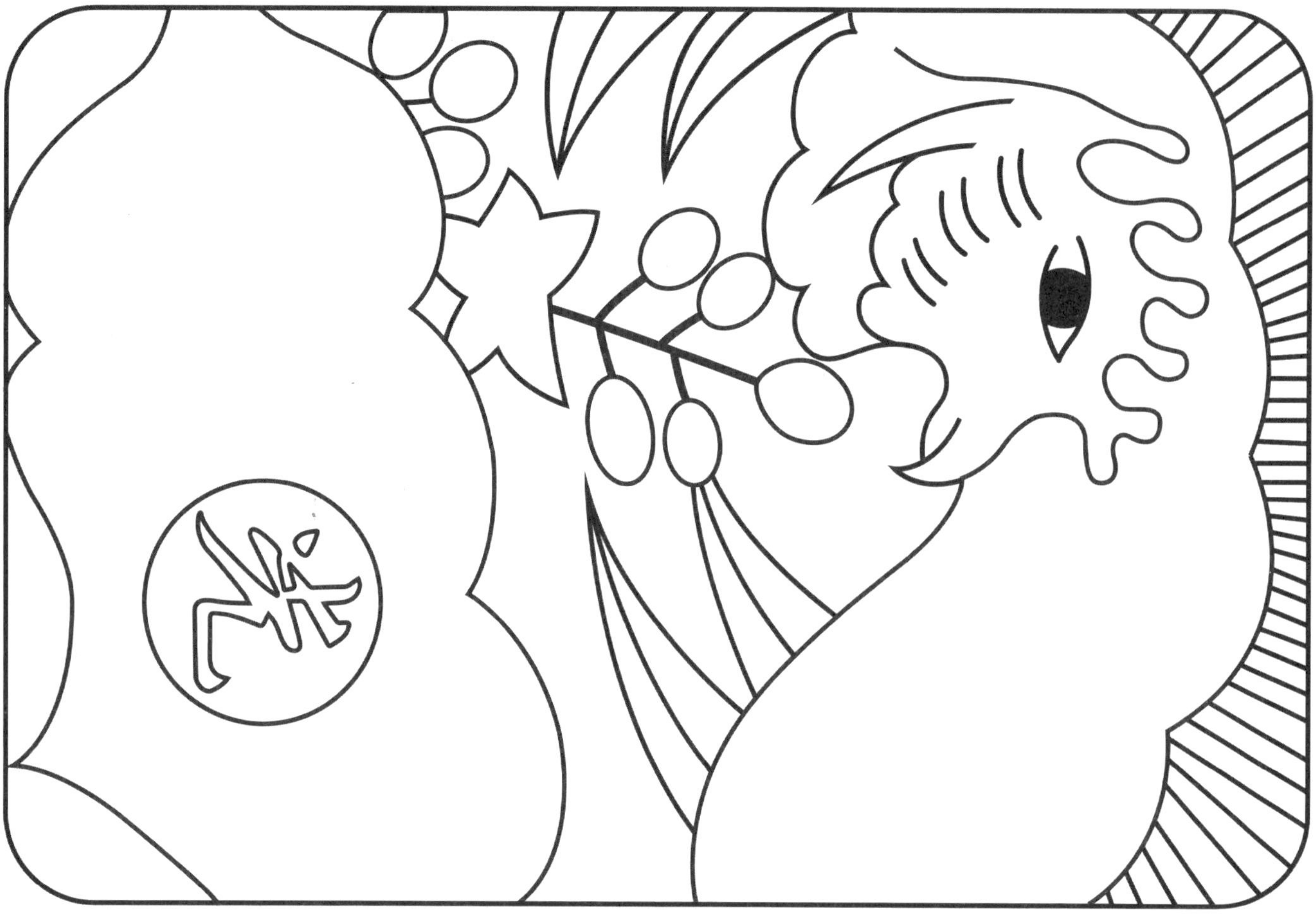

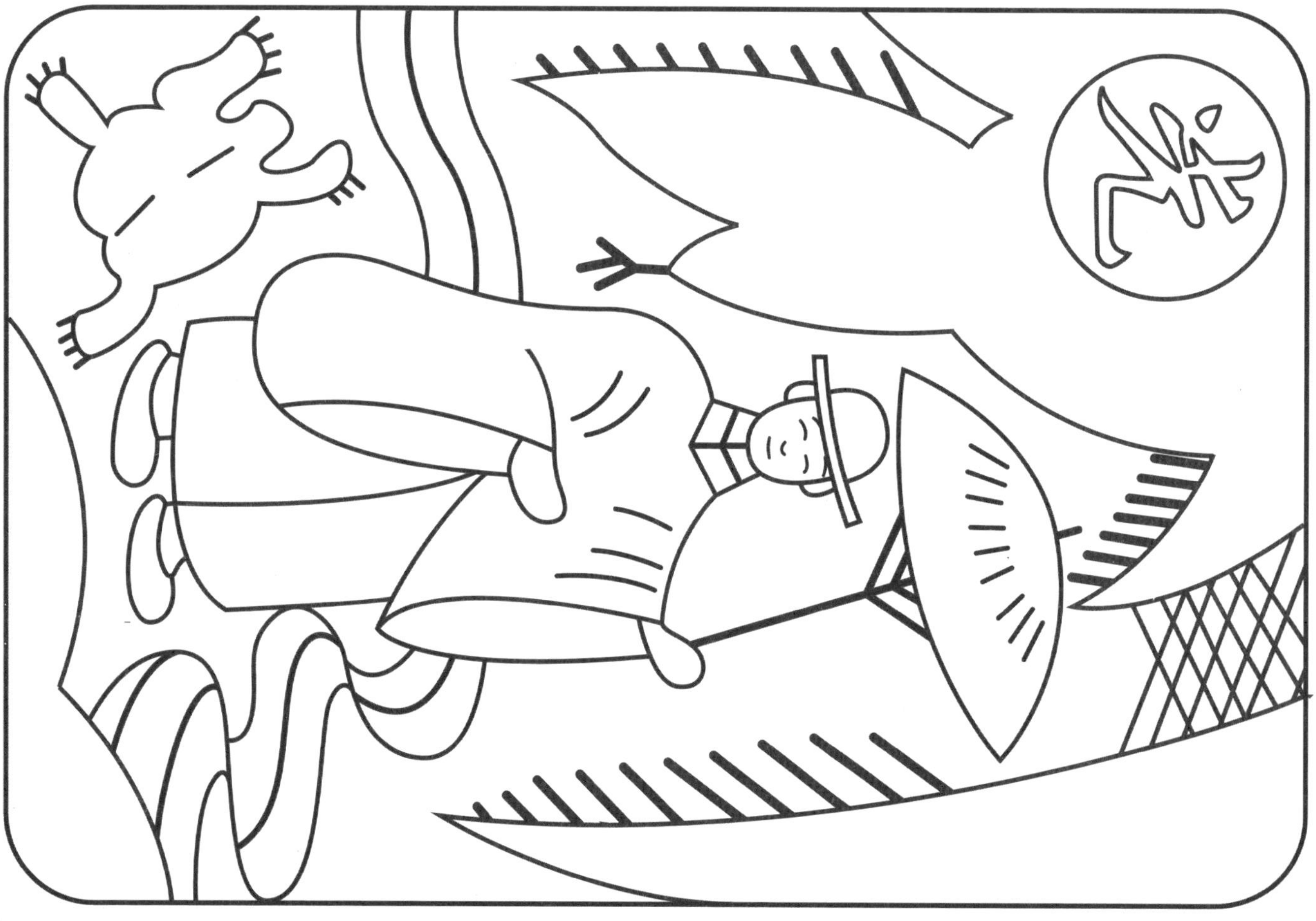